JN225070

第2版

バイタルサインでここまでわかる!

徳田安春
群星沖縄臨床研修センター長
鎌田一宏
福島県立医科大学会津医療センター　総合内科教授

バイタルサインでここまでわかる！
第２版の刊行にあたって

医学の進歩は日進月歩であり，医療現場では常に新しい知識と技術が求められています．その中でも，バイタルサインの評価は患者の診断と治療の根幹を成すものであり，医療従事者にとって不可欠なスキルです．

本書『バイタルサインでここまでわかる 第２版』は，その名の通り，バイタルサインの詳細な診かたを幅広くカバーし，実践的な知識と技術を提供することを目的としています． 初版の発行から多くの読者に支持され，医療現場での実用性が高く評価されてきました.

本書の第２版では,最新の医学的知見を取り入れ,さらに充実した内容となっています．新たに追加された項目や改訂された章は，現場での活用を念頭に置いて書かれており，医師のみならず，看護師やその他の医療従事者にとっても役立つ内容となっています.

ショックの評価や貧血の診かた，ティィルトテストの実施方法から，奇脈の解釈，悪寒の分類まで，幅広いテーマが網羅されています．また，偉大な医師の故日野原重明先生によるインタビューも収録されており，バイタルサインの歴史やその重要性について深く学ぶことができます.

本書が医療現場での実践力向上に寄与し，より多くの患者さんの健康と命を守る一助となることを心から願っています．日々の診療において，バイタルサインを正確に評価し，適切な判断と対応ができるよう，本書を参考にしていただければ幸いです.

2024年11月　徳田　安春

発展途上国ばかりに身をおいて日本には暫くいなかった自分が，日本に一時的!? に帰国することになったとき，日本の多くの友人は自分の新たな勤務先を知ると，なぜ会津なのかと大変不可解な反応でした．真に信頼している先生や仲間，つまり米国の師匠 Richard Birrer 先生やイタリアの元同僚，ニュージーランドの青柳有紀先生，そして徳田安春先生や青木眞先生は多くを語らずともその意味を直ぐに理解してくれました．

本書の第 1 版は私自身も 10 年以上前に熟読しました．ルワンダで本書の内容を一部変えて講義したこともあります．今回，本書の改訂に携わることができましたが，私が担当した本書の第 5 章「バイタルサインを地域医療に活かす―会津ルール 10：“什の掟(じゅうのおきて)”」は，看護師，介護職，救急隊の皆様にも向けて執筆しましたので，日々の診療現場で役立てていただきたいと思います．

そして国境を越えて，時代を越えて，多くのバイタルサイン伝承者が本書の読者の中から誕生したら，これに勝る喜びはありません．

2024 年 11 月　鎌田　一宏

目次

著者略歴

徳田 安春（とくだ やすはる）

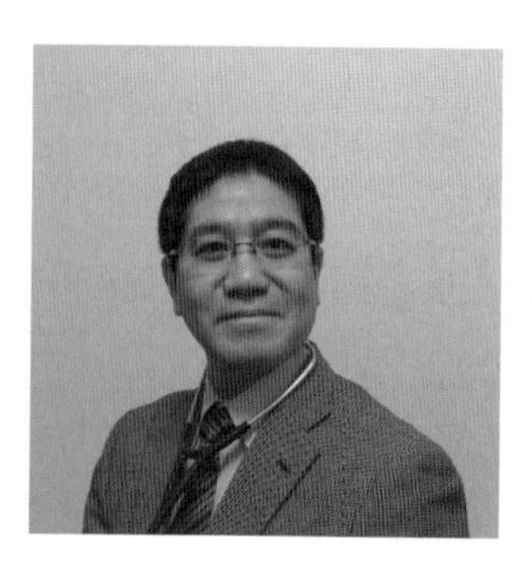

群星沖縄臨床研修センター長

1988 年琉球大学医学部卒．沖縄県立中部病院，聖路加国際病院，水戸協同病院内・筑波大学附属水戸地域医療教育センター教授，地域医療機能推進機構（JCHO）本部顧問などを歴任．2017 年より現職．ハーバード大学大学院 MPH，医学博士．台湾ホスピタリスト国際顧問．東京財団政策研究所研究主幹．

鎌田 一宏（かまた かずひろ）

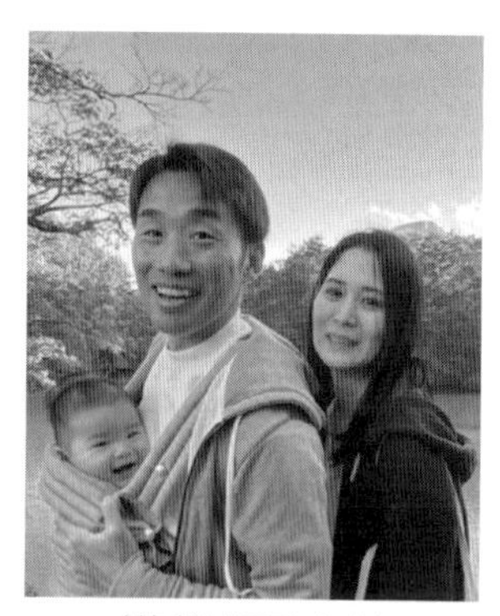
（著者は写真中央）

福島県立医科大学 会津医療センター　総合内科 教授

2010 年北里大学医学部卒業．がん・感染症センター駒込病院にて研修，水戸協同病院，National University Hospital（シンガポール），Rwanda Military Hospital（ルワンダ），筑波メディカルセンター，東京城東病院，厚生労働省，国立感染症研究所，イタリア国立感染症研究所“Lazzaro Spallanzani”（イタリア），新潟大学ミャンマー感染症研究拠点（ミャンマーオフィス，含 Yankin Children Hospital）等各国の臨床現場・行政・研究機関に従事．2020 年 7 月に福島県と福島県立医科大学の協働事業として奥会津在宅医療センターを立ち上げ，2024 年 4 月より現職．

Introduction

そうだったのか！
バイタルサイン＋αの21のポイント

Vital signs are called vital for a reason; they tell us the essential story of a patient's condition.

– Unknown

　バイタルサインはバイタルと呼ばれる理由がある；患者の容態の基本を語っているからだ.

（作者不詳）

バイタルサインの診かた

この章ではバイタルサインの評価と診断において重要な知識を学びます．

- ショックの定義：主要臓器の循環障害：脳循環低下の徴候に注意！
- 貧血の診かた：眼瞼結膜だけでなく，手掌線と手のひら，爪の色も診て貧血を判断
- 血圧と脈の測定法：臥位と座位での血圧と脈を測り，循環血液量減少や自律神経能を評価
- ティルトテスト：プレショックの評価に用いることができる：消化管出血の評価に有用
- 頸静脈の観察：静脈圧を測定するための頸静脈の見方では血管解剖に注意
- 頸静脈の波形：A 波と V 波の意味はそれぞれ心房と心室の収縮
- 頸静脈圧の測り方：JVP の正常値と測定の方法をマスター：拍動の頂点を探すこと
- 悪寒の分類：敗血症の早期発見に役立つ悪寒の分類を理解した問診：悪寒戦慄に注意
- 奇脈の特徴：吸気時に血圧が 10mmHg 以上低下する現象：心タンポナーデと喘息で有用
- 閉塞性ショックの疾患：心タンポナーデ，肺塞栓，緊張性気胸の 3 大疾患に注意

■ 1 ショック＝主要臓器循環障害

主要臓器循環障害の主な症状と徴候

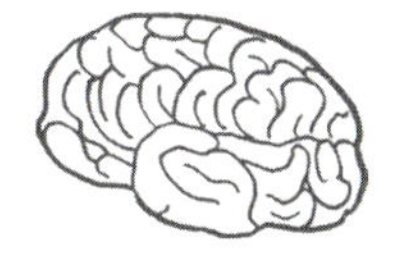

・脳血流の低下 → 気分不良・意識障害・けいれん

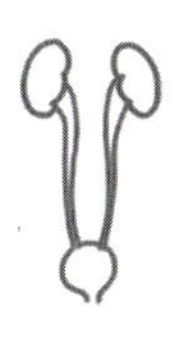

・腎血流の低下 → 乏尿

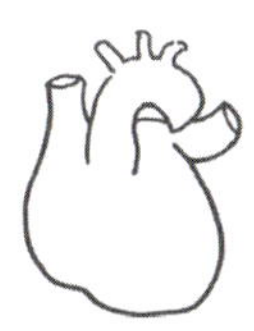

・冠血流の低下 → 心筋虚血

脳血流の低下による症状と徴候が最も早く出現しますが，乏尿を確認するには数時間かかります．脳血流の低下による症状は秒単位で現れます．ですから血圧が低い患者がきたら，まず気分が悪くないかを聞きます．気分が悪くないという場合は，次に他の臓器血流は大丈夫かを考える．患者の表情と動作などの全身状態を診て，他のバイタルサインも含め総合的に評価して最終的な判断をします．

■ 2　貧血の診かた

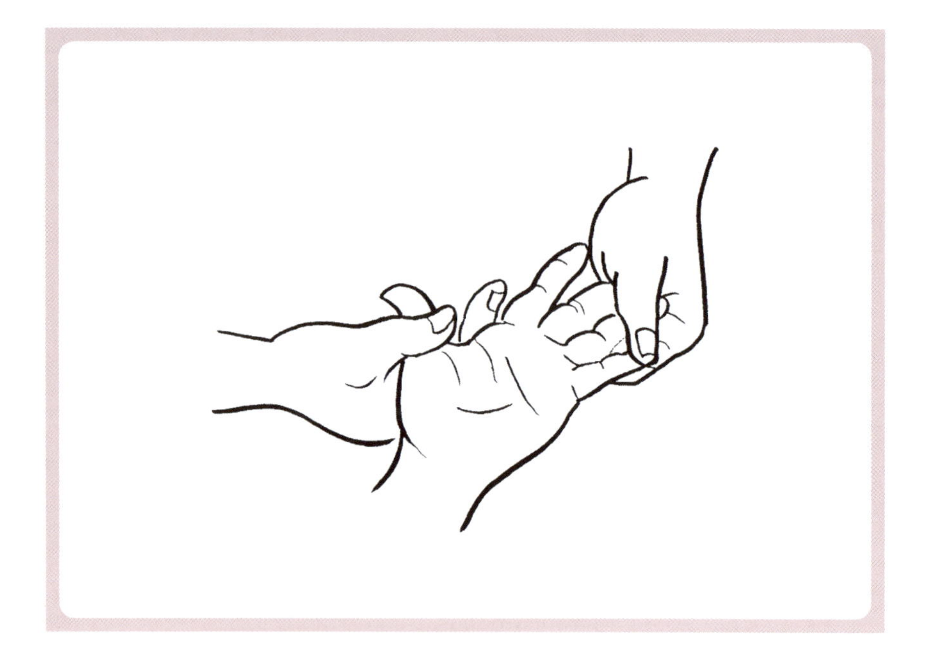

貧血の診断ではまず，眼瞼結膜を診ます．眼瞼結膜がピンクでなく蒼白であれば貧血を疑います．結膜以外の診察部位として，一つは爪の色があります．もう一つは手のひらです．手掌線は正常ではピンクです．この場合，自分の手掌と比較してください．手のひら全体の色調でも結構です．手のひら全体がピンクであれば貧血はありません．手のひらがピンクでなくても正常では手掌線はピンクです．手のひらが蒼白で，その後手掌線が蒼白となるのが貧血の進行を示しています．

■ 3 臥位と座位でどのように血圧と脈を測るのか

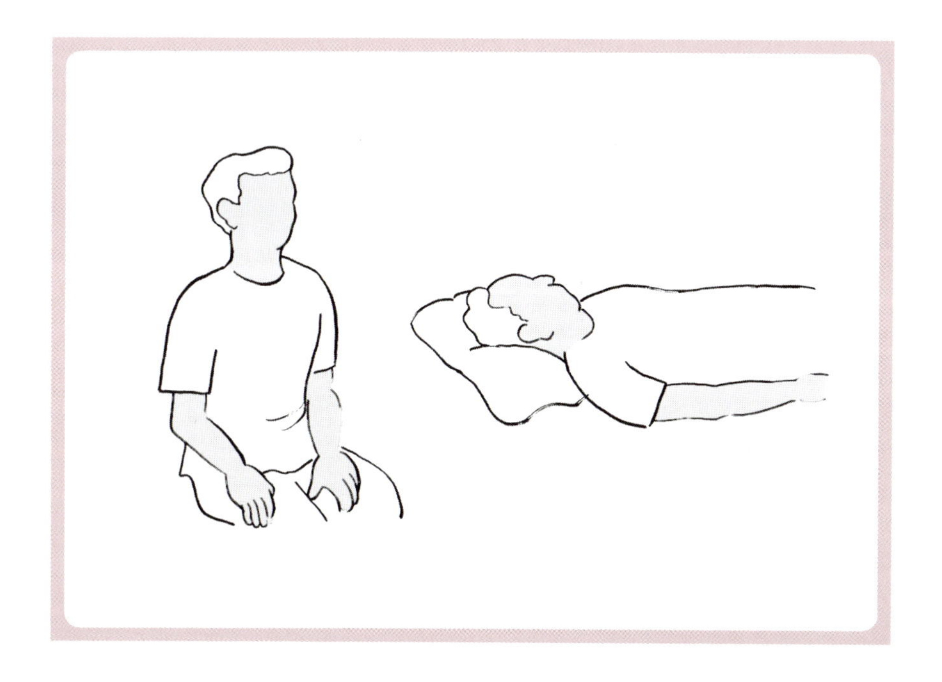

「気分不良はないですか」と聞いてから，血圧，心拍数（脈拍数）を測定します．どのタイミングで測るのかが大切です．まず，少なくとも 3 分間は臥位としてから測定します．その後座位にして 1 分以内に計ります．そしてその 2 分後である 3 分後に測定します．

■ 4　ティルトテスト (Tilt test)

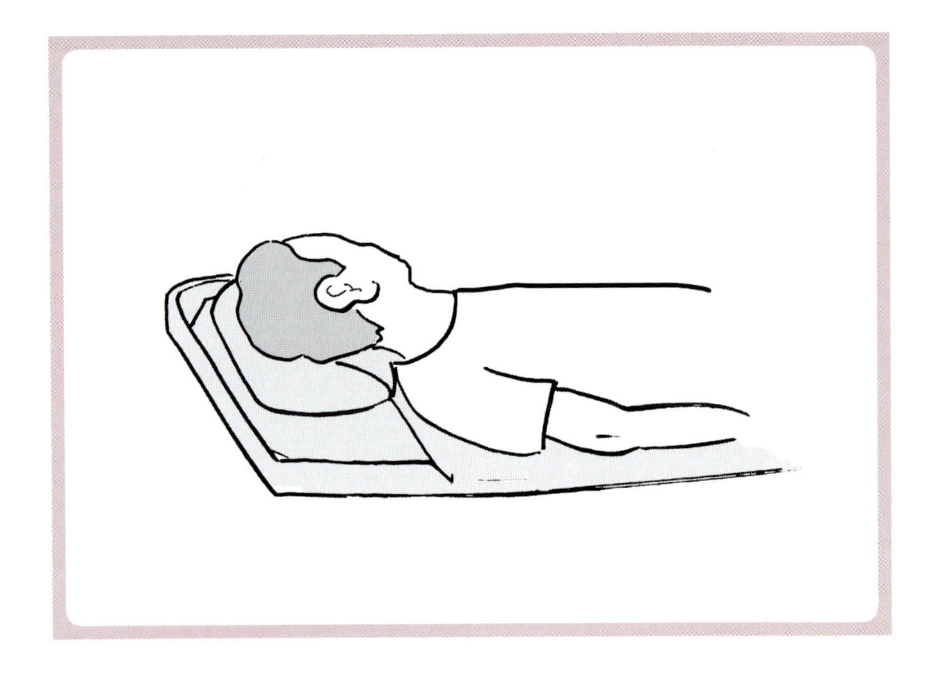

臥位から座位として 1 分以内に血圧を測って最後に 3 分以内に測ります．2 回測って，どちらかが陽性であればプレショックの場合があり，早急な対応が求められます．ティルトには「角度を変える」という意味があります．これを厳密に行う場合，上部消化管造影のときの胃透視の台（ティルトテーブル）を使いますが，ER や初診外来ではヘッドアップ機能付きのストレッチャーを利用することで十分です．出血でも，脱水でも同様に血圧が下がり，血管内の容量が低下するという意味でこれらは低容量性ショックと言います．吐血とかタール便を呈する患者が来て，ショックバイタルでなければ，ティルトテストを行います．もちろんこのテストは仰臥位で血圧がすでに低下している場合は禁忌です．

■ 5　頸静脈を診る

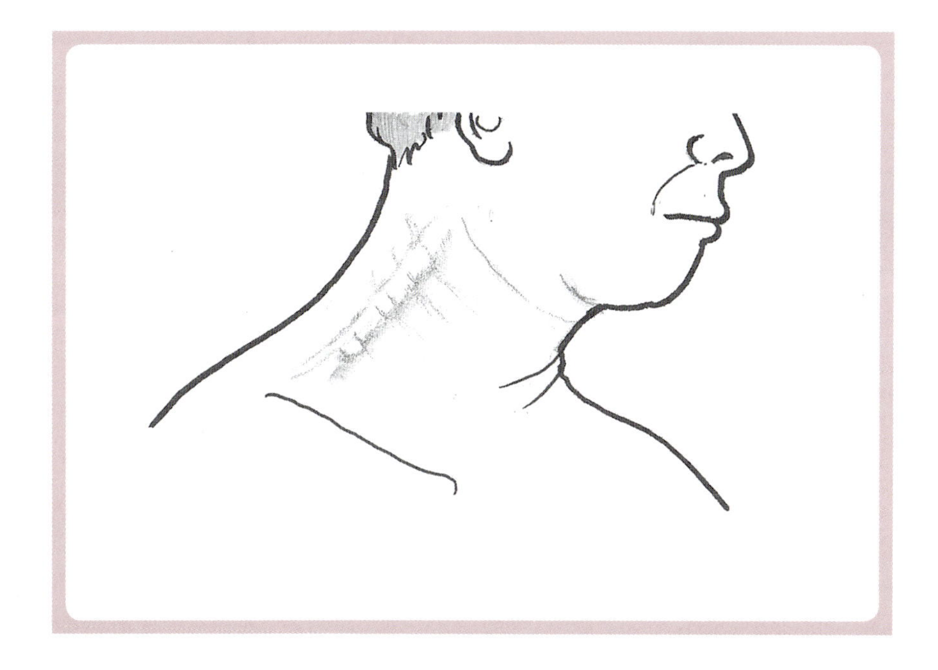

右心房からどのくらいの高さまで静脈波の頂点があるかを測定することで得られる垂直距離が静脈圧で，私は「第 5 のバイタルサイン」と読んでいます．

座位や立位のとき，正常では外頸静脈は虚脱します．頸静脈圧（JVP）が上昇していなければ，座位では外頸静脈はわずかのみしか見えません．CV ラインを用いて中心静脈圧（CVP）を測定するときのように，JVP も右心房からの垂直距離で測ります．頸静脈波は座位では見られませんが仰臥位では見られます．寝かせて CV ラインを横にしているということと同じですから，右心房の高さとほぼ同じとなり，頸静脈波が正常状態でも見えます．仰臥位でも頸静脈が虚脱していたら, 何を意味するのでしょうか？吐血やタール便や脱水で, かなり血管内容量を喪失しているということになります．

■ 6　頸静脈の波形

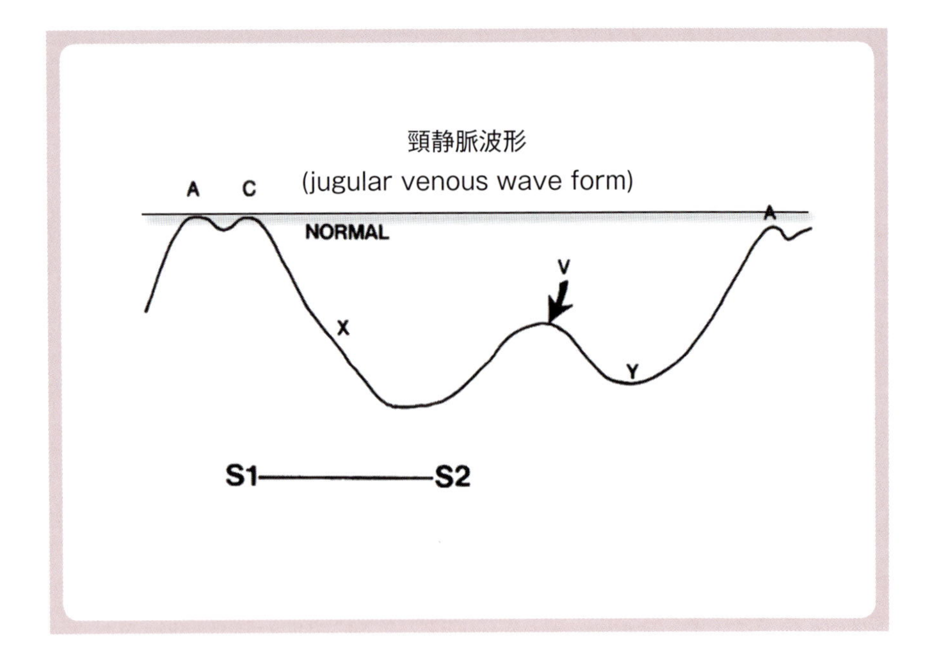

A，C という山と V の 2 つの山があります．通常は A 波が最高波であり，その頂点から右心房までの垂直距離が頸静脈圧です．心音 S1 と S2 の間は心臓の収縮期です．この図で収縮期（x 谷）で下がり，拡張期（y 谷）でも下がる．これが静脈の波形です．頸動脈波では逆に，収縮期で上がります．

■ 7　頸静脈のどこを測るか

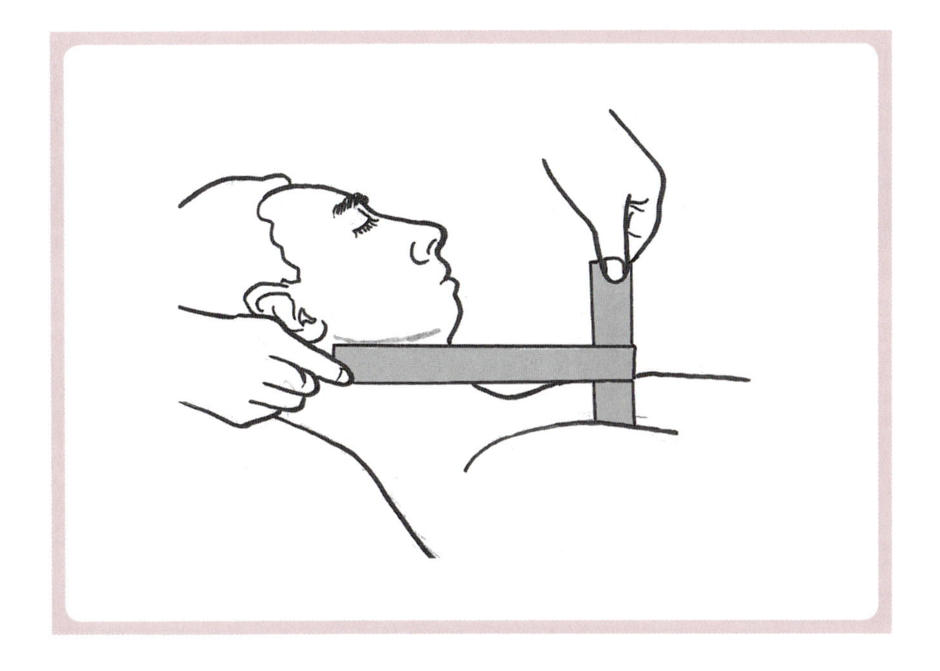

内頸静脈は指でふれることは出来ませんが，目でみることができ，この場合皮膚の表面の動きを見ます．すなわち，頸部の皮膚の動きを見て，その「ゆれ」を観察します．上図では白い部分がゆれているのが見えます．静脈圧はゆれの頂上の高さです．

■ 8 頸静脈圧（JVP）の測り方

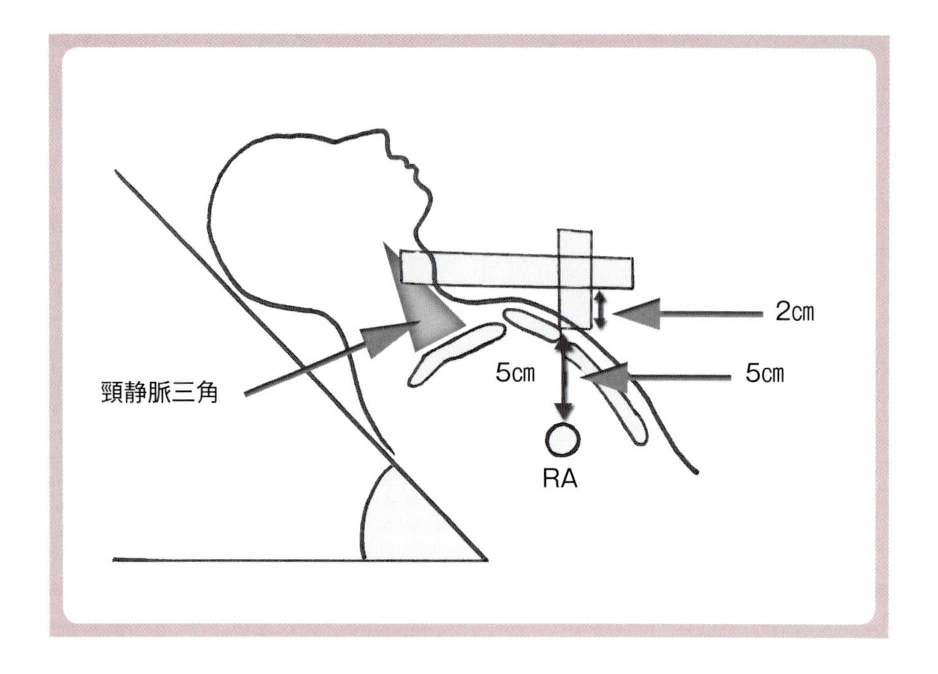

胸骨角と右心房までの垂直距離はどんな体位でも5cm であるという便利なルールを利用して JVP を測定します．JVP は 5 ～ 12cm が正常です．第2章 Box2b-5 のように，胸骨角からの垂直距離を測り 5㎝加算します．血圧は血圧計がなければ測れませんが，静脈圧は血圧計がなくても測れます．きちんと測る場合は内頸静脈で測ります．外頸静脈でも高いか低いかはわかりますが，正確には内頸静脈を使います．

JVP は体位に関係なく，胸骨角から内頸静脈拍動の頂点までの垂直距離を測定し５ｃｍ加算して求めます．図の例では，2+5=7cmH_2O が JVP です．

■ 9　頸静脈三角

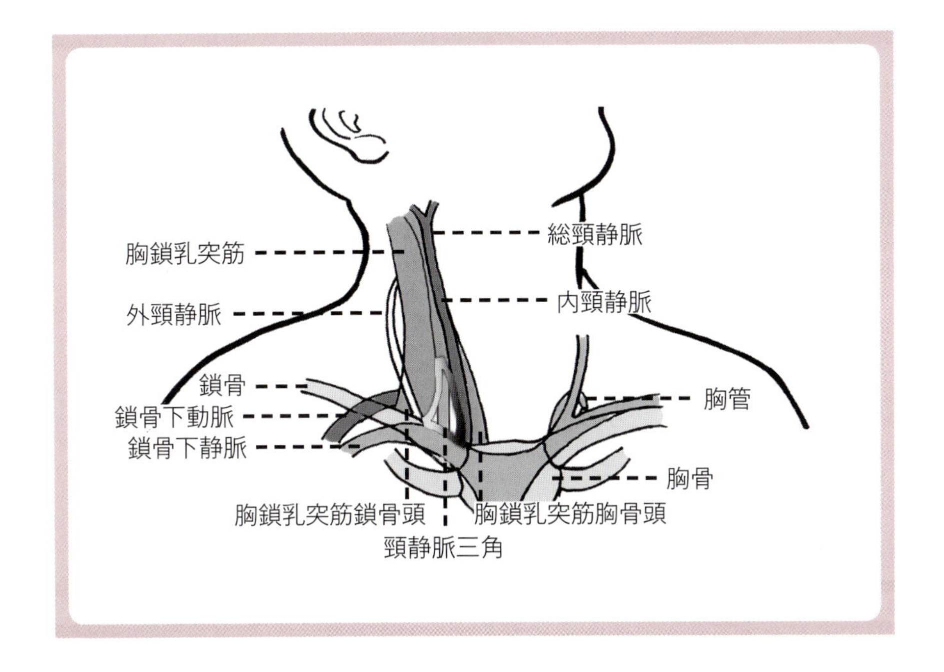

内頸静脈は頸静脈三角（図参照）の底辺から下顎骨に向かって走っています．頸静脈の拍動は手で触れませんので，皮膚の動きで見て下さい．

■ 10　ショックの評価→Baseline BP に注意！

・ショックの評価→Baseline BP に注意！

・アナフィラキシーショック
　→血管拡張性ショックの一種
　（相対的容量低下：BP 低下・HR 上昇）

普段より 30 mmHg 以上下がったら血圧低下と考えなくてはいけません．

ショックのサインとしての主要臓器症状があればショックとすべきです．アナフィラキシーショックは，出血や脱水と違い，血管そのものが拡張し，相対的な容量低下が起こります．

■ 11 悪寒の 3 分類法

1）悪寒戦慄（布団＋でもブルブル＋）
→「敗血症」を示唆

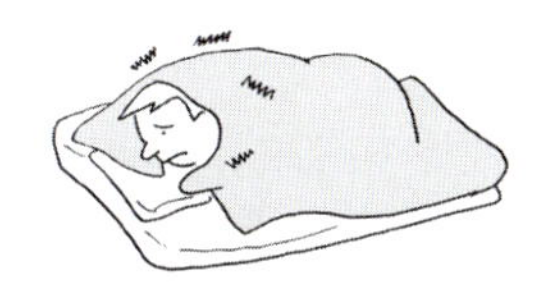

2）中等度悪寒（重ね着＋でもブルブル＋）
→頻呼吸 >30 で「敗血症」を示唆

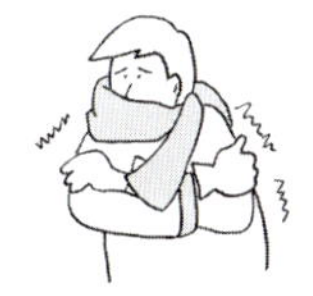

3）軽度悪寒（重ね着＋でブルブルなし）
→心拍数 <120 なら「敗血症」はなさそう…

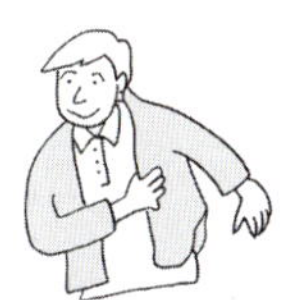

1）悪寒戦慄（布団＋でもブルブル＋）
→「敗血症」を示唆
2）中等度悪寒（重ね着＋でもブルブル＋）
→ 頻呼吸 >30 で「敗血症」を示唆
3）軽度悪寒（重ね着＋でブルブルなし）
→ 心拍数 <120 なら「敗血症」はなさそう…

早期に敗血症を捉えるためには，悪寒戦慄があるときにとらえるべきです．

中等度悪寒の場合，呼吸数は 30 以上のときは敗血症を考える．軽度悪寒の場合は心拍数をみて，120/ 分以下なら敗血症のリスクは低いといえます．

■ 12　奇脈について

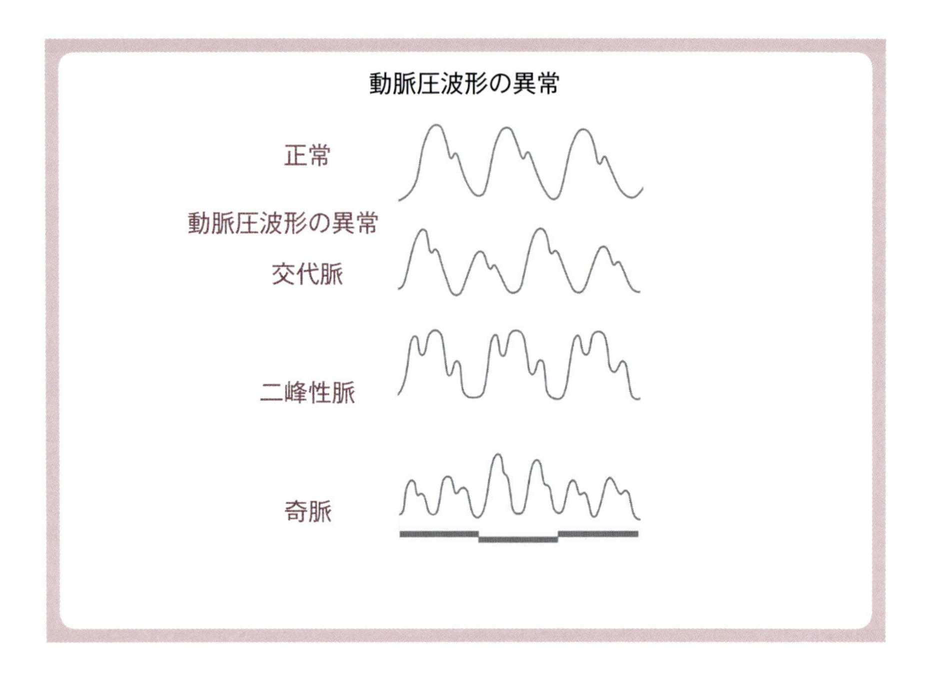

奇脈では，吸気と呼気で血圧が変動し，吸気時に収縮期血圧が 10 mmHg 以上低下します．動脈血の波形では収縮期血圧が山の頂点で，拡張期血圧は谷底です．吸気に血圧が低くなり呼気時に高くなります．奇脈をみたら心タンポナーデか喘息や COPD の急性増悪を考えなければいけません．

■ 13　閉塞性ショックの３大疾患

閉塞性ショックの３大疾患

・心タンポナーデ
・重症肺塞栓
・緊張性気胸

1）心タンポナーデ
2）重症肺塞栓
3）緊張性気胸

閉塞性ショックの特徴は頸静脈が怒張することです．静脈から戻った血液が動脈に流れるためには，肺を循環しなくてはいけないのですが，肺塞栓では肺動脈が詰まっているので，静脈血流が前に進みません．体の血液が静脈として心臓の右心系から肺動脈を伝わって肺に循環して左心室を通り大動脈に駆出されますが，肺塞栓症では肺動脈に血栓が詰まり前に進まない．そうすると静脈が渋滞し，頸静脈が怒張する．そして頸静脈圧を測定すると上がっているのです．

■ 14　ショックバイタルのまとめ

ショックの鑑別診断

低容量性ショック
　→重症脱水，大量出血
血管拡張性ショック
　→敗血症，アナフィラキシー，神経原生
心原性ショック
　→重症心不全，急性心筋梗塞
閉塞性ショック
　→重症肺塞栓，緊張性気胸，心タンポナーデ

ショック患者の診療で重要な点として，ショックの鑑別に加えて，その早期診断が挙げられます．とくに，バイタルサインのモニタリングにおいて，ＳＢＰとＨＲが交差逆転するポイント（バイタルの逆転と呼ぶ）は重要な所見であり，プレ・ショックのサインのことがあります．上図中の４つが大きなカテゴリーです．静脈圧による鑑別が重要であり，低容量性とか血管拡張性のショックの場合には静脈圧は下がり，心原性や閉塞性の場合は静脈圧は上がります．

■ 15　AF 時の脈格差

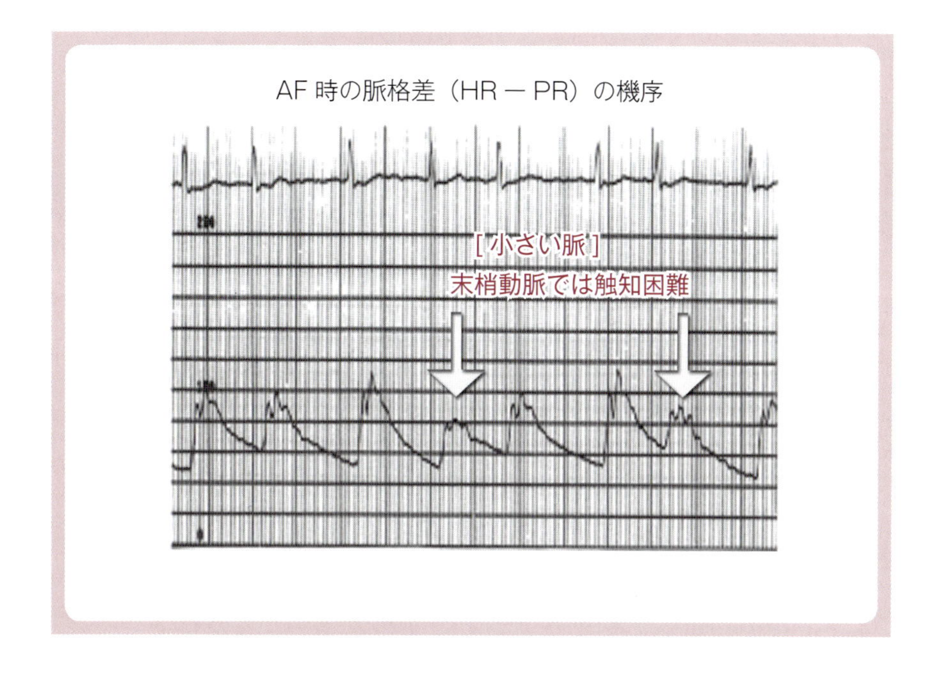

心房細動で問題になるのは，脈拍数と心拍数が一致しないことがあることです．これらに格差がある場合，「脈格差」といいます．心房細動の患者では心拍数を心音の聴診で調べないといけません．図のように絶対的に乱れた脈が心房細動の特徴（絶対性不整脈）ですが，心拍が乱れると血圧のボリュームが心拍ごとに変化して，小さい脈圧の心拍が出てきます．こういう小さい脈は末梢の橈骨動脈まで到達しません．あまりにも弱いので途中で消えてしまいます．

したがって心房細動の患者では，橈骨動脈だけで評価すると脈拍数を過小評価することがあるので危険です．

■ 16 前頸部腫脹

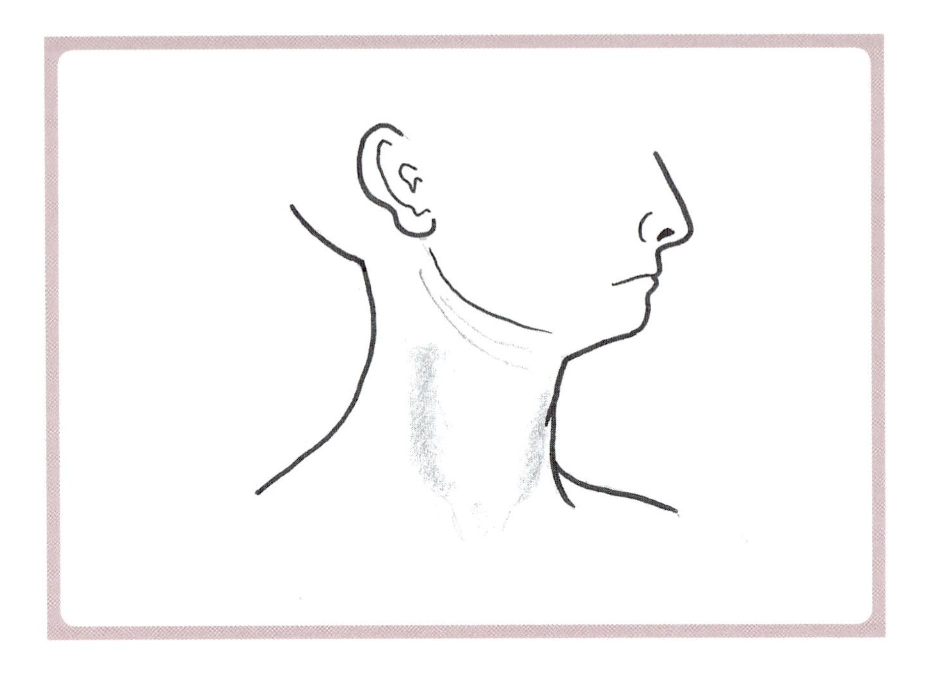

甲状腺機能亢進症で頻脈性心房細動を呈する患者では，心拡大の有無をかならずチェックすべきです．すなわち，心拡大がある場合には，甲状腺中毒性心筋症 thyrotoxic cardiomyopathy を来している可能性があり，その場合にはプロプラノロールのようなベータ遮断剤を投与すると心原性ショック状態に陥る危険性があります．甲状腺中毒性心筋症で頻脈性心房細動を呈する患者では，ジゴキシンやジルチアゼムなどを使用するほうが賢明です．

■ 17　デルタ心拍数 20 のルール

デルタ心拍数 20 ルール：

⊿ HR/ ⊿ BT　>20
　→細菌感染症の可能性大

CRP は万能ではない
　（早期には上昇せず）

- デルタ心拍数 20 ルール：
　⊿ HR/ ⊿ BT　>20　→細菌感染症の可能性大

- CRP は万能ではない　（早期には上昇せず）

体温が摂氏 1 度（℃）上昇毎に心拍数が 20/ 分以上増加する場合
→細菌感染症の可能性大

これをデルタ心拍数 20 ルールと呼びます．微熱のとき体温は重症度の評価には使えません．むしろ重症度評価に使うべきは，心拍数や呼吸数です．膀胱炎か腎盂腎炎か迷ったらデルタ心拍数を診ましょう．また，風邪か肺炎か迷ったらデルタ心拍数を診ましょう．普段の体温と心拍数が分からないときどうするか？その場合は，36.0℃，心拍数は 70 にしておいて，デルタ心拍数を計算をしておくとよいでしょう．

■ 18 Kussmaul 呼吸では呼気のにおいもチェック

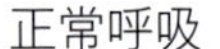

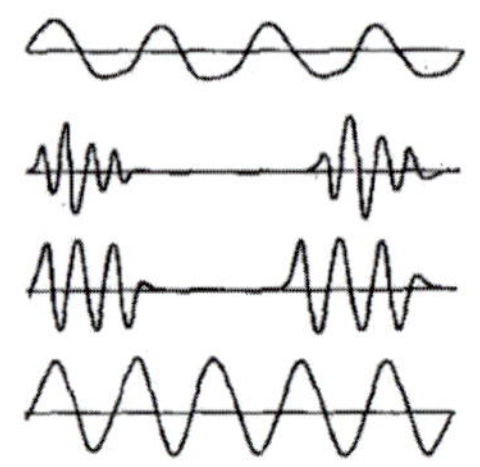

代謝性アシドーシス → Kussmaul 呼吸をきたす.

・糖尿病性ケトアシドーシス
・アルコール性ケトアシドーシス
・尿毒症性アシドーシス
・乳酸アシドーシス

Kussmaul 呼吸があっても，必ずしもＤＫＡのみならず．Kussmaul 呼吸では呼気香りもチェック！すべきです．

・リンゴの香り（アセトン臭） → DKA
・尿臭 →尿毒症（腎不全）
・かび臭い刺激臭 →肝性脳症（肝不全）
・嫌気性臭 →嫌気性菌感染：歯周炎・膿胸・肺膿瘍
・アルコール臭 →アルコール性ケトアシドーシス

■ 19 上腹部痛＋頻呼吸

上腹部痛＋頻呼吸
→胸腔内疾患も考える！

・胸膜炎
・肺炎
・肺塞栓
・急性心筋梗塞＋心不全
・心膜炎
・心タンポナーデ

上腹部痛＋頻呼吸　→胸腔内疾患も考える！

- 胸膜炎
- 肺炎
- 肺塞栓
- 急性心筋梗塞＋心不全
- 心膜炎
- 心タンポナーデ

上腹部痛患者において頻呼吸（＞毎分 30 回）を認める場合には，胸腔内疾患などの腹部臓器以外の疾患をまず考慮すべきです．この記述は，有名な Cope の急性腹症早期診断の教科書にも記載されています．

■ 20 血管に関係する疾患では四肢の脈拍を触知すべし

脳梗塞患者でのルーチン診察項目
① 意識レベル
② 神経学的所見
③ 頸動脈雑音
④ 四肢脈拍の対称性
⑤ 上肢血圧の左右差
⑥ 心臓の聴診

血管が障害される病気で急性期に来院した患者では必ず血圧の左右差を見ることが重要です．心筋梗塞でも脳梗塞でも血圧の左右差をみましょう．下肢の血圧をルーチンで測ることは少ないと思いますが，少なくとも脈の対称性は触診で確認したいものです．急性大動脈解離の場合，総腸骨動脈まで解離が及んでいるときは，下肢の脈が触れない場合があります．胸背部痛の患者を診察するときは，四肢の脈を触診しますが，急性心筋梗塞や脳梗塞の患者も四肢の脈を触診したいですね．また, 大動脈解離以外でも脈が触れないことがあります．

急に脈が弱くなるのは，急性動脈閉塞のように血栓が飛ぶような場合があります．心筋梗塞の患者の場合は，心臓の動きが悪くなると壁在血栓ができやすくなり，はがれて流され脳梗塞を起こしたり，手足の急性動脈閉塞を起こします．心房細動があると，左心房が動かないので血栓が出来やすくなり，やはりはがれて流されます．脳塞栓だけでなく手足の動脈閉塞を起こすことがあります．ですから脳梗塞の患者は四肢の脈を触れなければいけません．

■ 21　聴診器で骨折を見つける方法

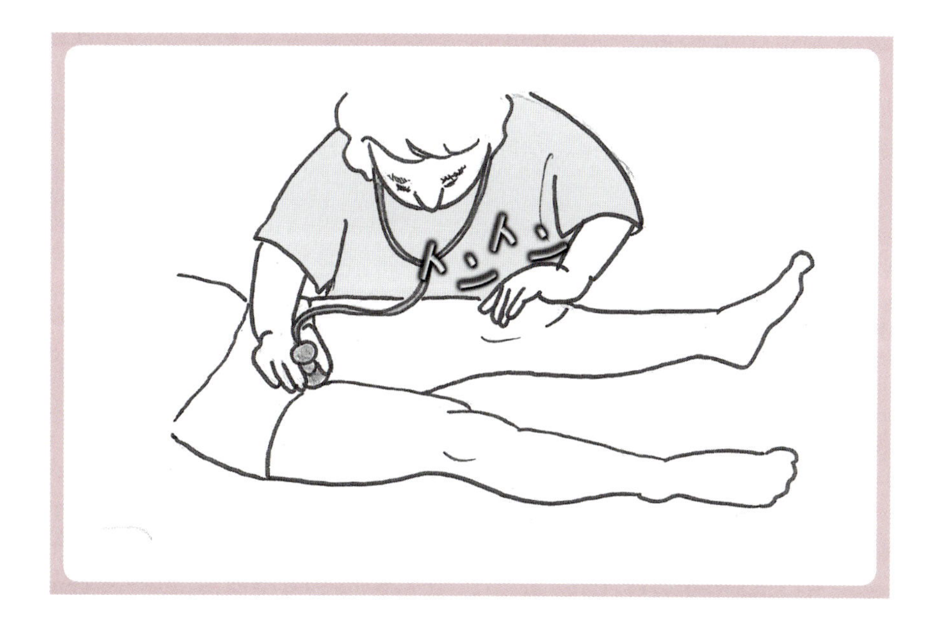

恥骨結合部に聴診器の膜面を当てて聴診しながら，膝蓋骨を左右交互に軽く叩きます．これを聴診的打診 auscultatory percussion と呼んでいます．この所見は単純 X 線より感度が高いともいわれています．骨折を起しているところは，骨が解離しており音の伝達が落ちますので聴診上の音が減弱します．

ここが大事

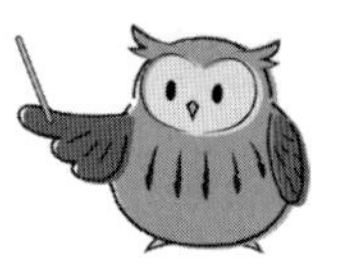

本章はIntroductionですが，本書のSummaryとしても機能しています．ぜひ熟読して使える知識にしてください．そしてバイタルサインの価値を再考してください．バイタルサインだけで特定の疾患を診断することはできません．しかし，バイタルサインの評価は，時に診断以上の価値を生みます．

1. 場所を選ばない

バイタルサインを正しく解釈できれば，へき地や途上国，それに在宅や災害現場といった資源の限られた場所においても，適切な医療が可能となります．安全，安価，迅速に行えるバイタルサイン測定はわれわれの最大の武器です．

2. 患者を選ばない

高齢者や意識障害をきたす患者では，病歴聴取が困難であることも多いです．また，不十分な病歴聴取により精神疾患と評価されている患者の器質的疾患を見抜くきっかけともなります．

3. 繰り返し実施できる

経時的に採血結果を追う医療者は多いですが，バイタルサインは採血よりも鋭敏に病勢の変化を反映します．治療が奏功しているのか，病勢が悪化しているのか，常に評価することができます．

第 1 章

聞き書き
「日野原重明先生，バイタルサインを語る」

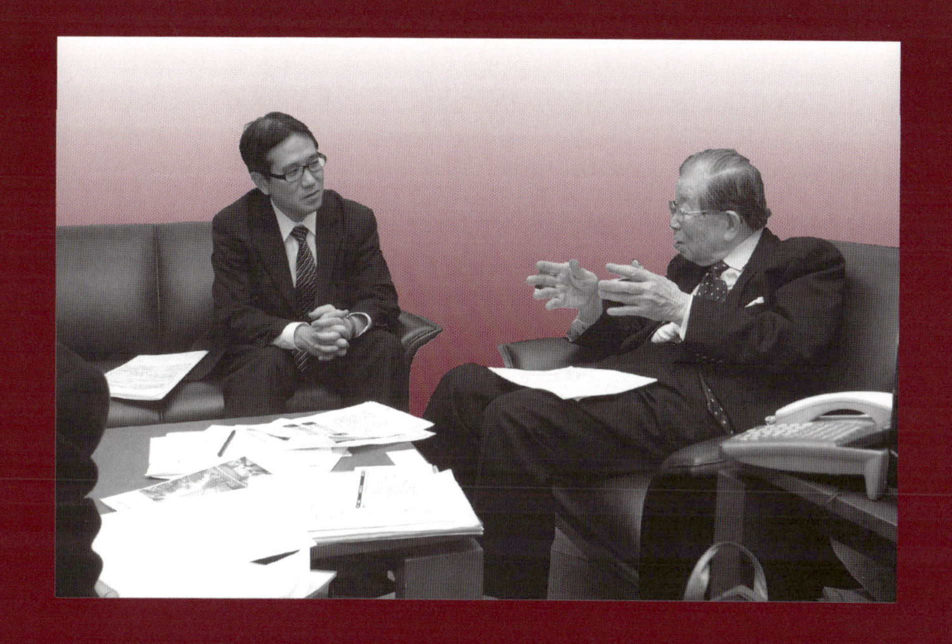

One of the essential qualities of the clinician is interest in humanity, for the secret of the care of the patient is in caring for the patient.

Francis Peabody *

臨床医に不可欠な資質の一つは，人間性へ関心である．患者ケアの秘密は患者のためにケアするところに存在する．

＊（1881 -1927）米国の医師．ポリオと腸チフスの研究で知られており，ハーバード大学医学部の教育者として名を残した．

バイタルサインの診かた

医療現場でのバイタルサインの重要性と，正確な診断に向けた基本的な知識と技術の理解が大切です．患者一人ひとりの個別性を考慮したケアが，より良い治療結果につながります．また，医師や看護師にとって，継続的な学習と技術の習得が不可欠です．

- 臨床医の資質：患者ケアは，人間性への関心から生まれる．
- バイタルサインの重要性：医師はバイタルサインを正確に測定し解釈すべきである．
- 血圧測定の正確性：血圧は患者の上腕周囲に合わせたカフサイズで測定する必要がある．
- 体温の誤解：平熱は個人差があり，一律に37℃以上を発熱とするのは誤りである．
- 敗血症の早期発見：悪寒の程度を評価し，敗血症のリスクを判断する．
- 体温調節の基礎：体温は熱産生と熱放散のバランスによって決まる．
- 発熱の原因における多様性：発熱は感染症以外の原因でも起こり得る．
- 診察技術の重要性：視覚や触診による診断が重要であり，診療技術の習得が必要である．
- バイタルサインの幅広い理解：バイタルサインは血液中のpHバランスを反映している．

■ バイタルサインということばの由来

日野原：バイタルサインということばは私たちの医学の診断学にはありませんでした．もともと看護分野のことばでした．逆に，「ケア」ということばは看護にはなかったのです．マサチューセッツのPeabody先生が「Care of the Patients」（1927年刊行）という本の中で初めて使ったのです．今看護師はよくケアということば使いますが，もともとは医師が使い始めたことばなのです．バイタルサインという用語は逆に医師の診断学にはなかった．バイタルサインは看護師がみてもよいのですが，医師が診ることによって，その診方のレベルを高めないといけません．

血圧（**Tips 1**）でもひどくやせた人の血圧を測るときはカフのサイズが大きすぎますので小児用のカフでないといけません．大きいカフでやせた人の血圧を測ると20mmHgくらい低くなります．70mmHgの血圧で心配しているけれども，実際は90mmHgある．逆に，太っている人は普通サイズで測ると120が150mmHg，150が170mmHgになります．肥満者では，下肢用のカフで測ると正確な血圧を測ることができます．聖路加国際病院でもこのような測定法をしていなくて，「指導医の先生！血圧がこんなに高い！」と研修医がさわぐときがありますね（笑）．

徳田：現在の医学教育には，このような基本的な指導が抜け落ちていますね．血圧の実際の測定では，マンシェットの内袋の幅で血圧測定値が変わりますので，測定する腕の大きさに合わせて，正しいサイズのマンシェット内袋を選ぶ必要性があります．推奨されているサイズとしては，内袋の幅は上腕の長さ（腋窩から肘窩までの長さ）の3分の2で，内袋の長さは上腕円周（上腕中点の円周）の80%以上となっています．通常，成人には，幅12～13ｃm，長さ22～24ｃmのものが使用されていますが，病的肥満によって上腕が太い患者や，逆に痩せて上腕が細い患者の場合，マンシェットを別に準備する必要があるということですね．

Tips 1 血圧のしくみ

血液が動脈を押し広げようとする圧力を血圧（動脈圧）と呼ぶ，「電圧＝電流×抵抗」というオームの法則 Ohm's Law が下記のように成り立っている.

BP = SV × TPR
BP (blood pressure): 血圧
SV (stroke volume): 心駆出量
TPR (total peripheral resistance): 全末梢血管抵抗

すなわち，血液が心臓からのポンプ作用で動脈に押し出されるときに，その押し出される血液の量と，流れる側の血管の抵抗で，血圧は決まる.高血圧症以外でも，精神的興奮，疼痛，貧血，甲状腺機能亢進症などでも心駆出量 SV が増加するため，血圧が上昇することがわかる．さらに，精神的興奮や疼痛では，全末梢血管抵抗も高くなり，これも加わってさらに血圧は上がる.

収縮期 systole には，心臓のポンプ作用により血液が動脈へ送り出され血管に圧力がかかり，これを収縮期血圧 systolic blood pressure (SBP) と呼ぶ．一方，血液を駆出したあと心臓が拡張して，肺静脈から血液を吸い込んで拡張期 diastole の終わりのときになると血圧は最も低くなり，これを拡張期血圧 diastolic blood pressure (DBP) と呼ぶ.

また，収縮期血圧と拡張期血圧の差 (SBP-DBP) を脈圧 pulse pressure と呼ぶ．さらに，平均血圧 mean arterial pressure (MAP) は下記の式で計算される.

MAP= DBP + 1/3 pulse pressure
MBP (mean arterial pressure): 平均血圧
DBP (diastolic blood pressure): 拡張期血圧
pulse pressure: 脈圧 (=SBP-DBP)

Tips 1

日野原：バイタルサインについての基本的な教育が行われていません．バイタルサインとは体温，呼吸，血圧，心拍を指します．ここでよくある誤解が，「発熱（Tips 2）は37℃以上」というのがあります．ところが私の体温は，朝起きたら35℃3分くらいです．ですから36℃以上になったら発熱です．37℃以上を発熱とみなすのは子どもと青年くらいです．年齢とともに，体温は徐々に下がって，私のようになると35℃台が平熱となります．そうすると私の体温が36.5℃というと，子どもの38℃にほぼ匹敵するということになります．だから，よくいわれる老人の「無熱性肺炎」という診断は間違いです．ほとんどの肺炎患者では発熱はあるのです．患者さんが入院したら，「あなたの平熱は何度ですか？」と聞きましょう．全部37℃を境にするのは間違っているのです．

徳田：個人個人に合わせたバイタルサインの評価が必要ですね．感染症急性期ではまず悪寒が先行し，その後に体温上昇を認めます．細菌や細菌毒が血液中に侵入する敗血症を早期に捉えるためには，悪寒の有無を確認し，その程度について詳細な問診を取る必要があります[1)]．布団を被っても寒さでブルブル震えるような状態や，患者のベッドが体の激しい震えによって「ガタガタ」揺れている場合は，「悪寒戦慄 shaking chill」であり，敗血症のリスクが高く，ただちに敗血症に対する検査と治療処置を行う必要があります（下表）．

〜〜〜〜〜〜〜〜〜〜〜〜〜〜〜表：悪寒の程度〜〜〜〜〜〜〜〜〜〜〜〜〜〜〜〜〜
布団を被ってもブルブル震えあり→悪寒戦慄 shaking chill（敗血症を示唆）
重ね着してもブルブル震えあり→中等度悪寒 moderate chill (chill)
重ね着＋でブルブル震えなし→軽度悪寒 mild chill (chilly sensation)
〜〜〜〜〜〜〜〜〜〜〜〜〜〜〜〜〜〜〜〜〜〜〜〜〜〜〜〜〜〜〜〜〜〜〜〜〜〜

一方，軽度の悪寒のみ場合で「頻脈無し」であれば，敗血症のリスクは低いといえます[2)]．65歳以下の成人で脈拍が毎分100未満，高齢者では毎分90未満で，かつ悪寒がごく軽度である場合は敗血症のリスクは低いということになります．このように，体温のみでは判断してはならないということが重要ですね．

Tips 2　体温調節の基礎

一定の体温を保つためには産生された熱と放出される熱がバランスを保つ必要がある．熱の産生は骨格筋や肝臓で多く行われ ,20 歳台の若年者では安静時体重 1 kg あたり 1 時間に約 1 Kcal の熱を産生している．これを , 基礎代謝 basal metabolic rate (BMR) と呼び , 小児では倍程度に大きくなるが , 高齢者では逆に 0.85 Kcal/kg/hr 程度に低下する．

骨格筋からの熱の産生は筋肉運動により著明に増加し , 激しい運動や重労働のときには安静時の約１０倍以上の熱を産生する．寒さでふるえがきたときや感染症に伴う悪寒のときには骨格筋の不随意運動が起き , これによって熱産生が増加する．また , 甲状腺ホルモンやアドレナリンなどにも代謝を亢進して熱の産生を促す作用がある．

一方 , 熱の放散は外界の温度と着衣の状況によって左右されるが , 体温よりも外界の温度が低い場合には , 表1に挙げられる４つの機序によって熱放散 heat transfer が行われる．発汗がない場合にも , 皮膚や粘膜からは常に水分が蒸発しており , これを不感蒸泄 insensible perspiration と呼ぶ．体温正常で室温が 28℃の時 , 不感蒸泄は約 15ml/kg/ 日程度である．

〜〜〜〜〜〜〜〜〜〜〜〜〜**表１　熱放散の機序**〜〜〜〜〜〜〜〜〜〜〜〜〜〜

熱放射 radiation：体表面からの赤外線による熱放散
熱伝導 conduction：直接触れたものを介する熱放散
熱対流 convection：体表面で暖まった空気が対流することによる熱放散
熱蒸発 evaporation：体表面から水分（汗）が蒸発することによる熱放散

〜〜〜〜〜〜〜〜〜〜〜〜〜〜〜〜〜〜〜〜〜〜〜〜〜〜〜〜〜〜〜〜〜〜〜〜

体温の調節は温度受容器とよばれる温熱を感じる受容器を介したフィードバック経路を構築して行われている．温度受容器は皮膚と深部にあり , 皮膚の温度受容器は体の表面の温熱を感じて体温調節中枢（視床下部の視索前野・前視床下部）に伝え , さらにその信号は大脳皮質にも連絡されるため , 暑さ寒さとして認識される．深部の温度受容器は , 前視床下部・脳幹・脊髄などにある温度感受性ニューロン（温ニューロン）が , 体温の上昇や低下を感知して , 体温調節中枢に伝えている．

Tips 2

体温調節中枢は，それ自体は温寒を感じないが，上記のような受容器からの情報を集めて，制御信号を効果器側に送ることにより，体温の調節を行う．

体温調節中枢からは，自律神経系，体性運動神経系，内分泌系のそれぞれの経路で効果器への制御信号を伝える．自律神経系のうち，交感神経系のβ受容体では，褐色脂肪組織に働いて脂肪の分解を促進し，さらにグリコーゲンを分解して糖の新生を促し，ふるえのおこらない熱産生を行う．また，交感神経系のα受容体刺激では，皮膚や粘膜などの血管収縮により熱の遮断をもたらす．反対に，副交感神経系の刺激では，アセチルコリンを伝達物質として末梢血管の拡張と発汗促進をもたらす．体性運動神経系は，骨格筋に作用して「ふるえ」や「悪寒」を起し，熱を産生する．内分泌系では，視床下部下垂体系の活動亢進により，下垂体前葉から甲状腺刺激ホルモン (TSH) や 副腎皮質刺激ホルモン (ACTH) の分泌が亢進し，それぞれ甲状腺ホルモンと副腎皮質ホルモンの分泌を増加させることによって代謝を亢進させ，産熱産生の促進に働く．

体温を測定する場合に注意すべき点としては，測定部位がある．正常人で直腸温は 37.5℃程度であるが，腋窩温は 36.4℃前後である．体温に影響を与える因子にはさまざまなものがあり，女性の方が男性に比べてやや高く（月経周期による変動もある），小児の方が成人よりもやや高い．日内変動もあり，朝 6 ～ 7 時頃が低く，午後の 3 ～ 4 時頃に高くなる．季節的には，体温は一般的に冬に低く，夏に高くなる．また，食事や運動により熱産生は亢進し，精神的興奮でもアドレナリンの分泌によって軽度の体温上昇を認めることがある．

感染症などで発熱する場合では，細菌の毒素や組織蛋白の異常分解産物などの外因性発熱物質 exogenous pyrogen が，免疫担当細胞に作用し，内因性発熱物質 endogenous pyrogen が分泌され，これが体温調節中枢に作用して，体温上昇のシグナルを骨格筋などの効果器へ伝達される．

Tips 2

日野原：発熱は感染症以外でもみられます．心筋梗塞の患者だと多くの場合に3 日目くらいから発熱します．それを知らない医師は，患者の体温が 38℃以上に上昇すると反射的に抗菌薬投与を行いますね．

徳田：発熱の原因を特定せずにすぐに抗菌薬を投与するような診療が見うけられますね．

日野原：でも効かない．なぜかというと，組織が壊死を起こすことによって熱が出るのであって，細菌感染ではないのです．このように，発熱が感染によるとただちに考えるのは間違いで，悪性腫瘍の患者でも発熱するし，膠原病患者でも高熱が出る，血腫をもつ患者でも出る．心筋梗塞の場合は，はじめは循環不全を有することが多いので熱は出ませんが，3 日くらい経つと出てきます．

一方で，狭心症は，白血球が増えないし，熱も出ません．心筋梗塞は遅れて熱が出るというように，病態の位相がいまどこにあるか，組織が壊死を起こしていないかどうかも考えましょう．診断のカギとなるのはまず問診であって，発病何日目からの発熱かを聞くのです．そうすると患者は，発熱を来す前に寒気があったとか，むかつきがあったとかの病歴を語ってくれますので，発熱を来す病態がいつから始まっていたのかがわかります．

また心房細動の患者に末梢動脈で脈拍を測っても無意味です（**Tips 3**）．脈拍が毎分 90 しかないと思ったら，実際は心臓（心拍数）は毎分 140 打っているということがあります．私は看護師に「心房細動のときは心拍数を記録しなさい」とよく言いますが，なかなかできていません．最近の看護師はモニターにだけに頼っています．患者モニターで酸素飽和度が 90% 以下になると低いといってただちに酸素濃度を上げようとしますが，安静にしておれば 88% や85% でも当人は苦しくありません．動くときは 90% 以上ないといけませんが，安静に静かにしているときは 80% 台でもよいのです．私は患者さんには黙って酸素を止めながら話をして，「あなたは今酸素を吸入していませんよ」といっていますが，そのとき患者は呼吸困難を自覚しておらず，私が酸素を止めたことに気づかないのです．

Tips 3　心周期と聴診の関係

収縮期血圧と拡張期を合わせて心周期 Cardiac cycle と呼び，正常の動脈圧の波形は以下の図１の波形を示し，大動脈弁の閉鎖時点に一致して，重複切痕 dicrotic notch を認める．一例として，敗血症性ショックの動脈圧波形は，相対的循環血液量減少に伴う強い呼吸性変動がみられ，さらには全末梢血管抵抗減弱による重複切痕 dicrotic notch の消失を特徴とする．

図１：動脈圧の波形

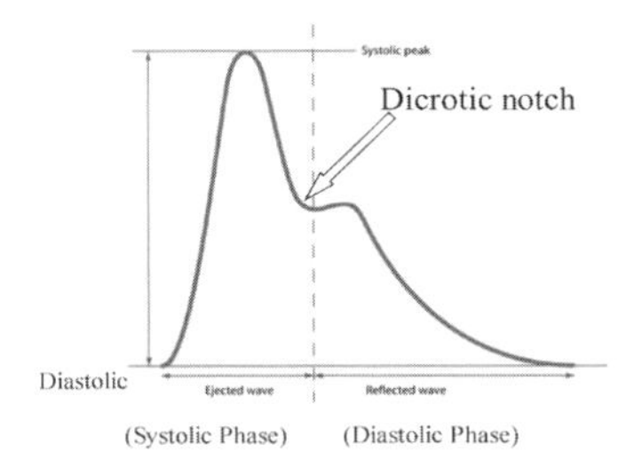

http://ericglenn. com/category/cardio-pulse-wave/ より引用

心周期と聴診上の心音所見との関連は，下記の図２のように，血圧（動脈圧），左心室圧，左房圧の相互関係で説明できる．

図２：動脈圧・左心室圧・左房圧の波形と心音の関係

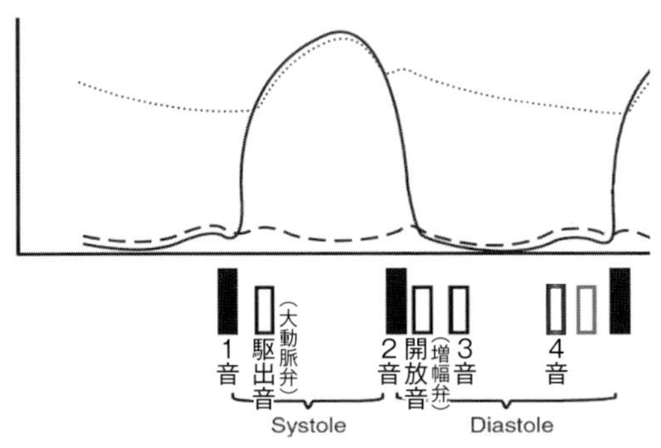

心臓や血管の調節は自律神経系（交感神経と副交感神経）や内分泌系（レニンなど）のフィードバックシステムで行われている．交感神経はノルアドレナリンを伝達物質とし，受容体には α 受容体（α 1, α 2）と β 受容体（β 1, β 2, β 3）の２種類があり，各臓器における受容体の種類によってその作用が異なる（表２）．

Tips 3

～～～～～～～**表2：交感神経刺激による循環器系の主な作用**～～～～～

1) 心臓：β１受容体

洞房結節→心拍数↑

房室結節→自動能↑，伝導速度↑

心室→収縮，伝導速度↑

2) 細動脈：α受容体

冠動脈→収縮

皮膚・粘膜動脈→収縮

骨格筋動脈→収縮

β２受容体

冠動脈→拡張

骨格筋動脈→拡張

3) 腎臓：β１受容体

傍糸球体細胞→レニン分泌↑

α受容体

尿細管→Na再吸収↑

～～

副交感神経はアセチルコリンを伝達物質とし，ムスカリン受容体（M1,M2,M3）に作用する．

～～～～～～～～～～～表2：副交感神経刺激による作用～～～～～～～～～

心臓→心拍数↓，心収縮力↓，電気的興奮性↓，房室結節伝導時間延長

冠状動脈→収縮

骨格筋動脈→拡張

～～

Tips 3

■ 幅広いバイタルサインの診かたを学ぼう

日野原：幅の広いバイタルサインの診かたを学ばなければなりません．足の裏が冷たいかどうか，冷汗があるかどうかをみることなどもバイタルサインなのです．瞳孔反応だけがバイタルサインなのではありません．身体の様々な異常をバイタルサインの中に含めましょう．バイタルサインを診るというのは結局，血液中のｐＨを正常に保とうとする生体の生理的なメカニズムをとらえるということを意味しています．呼吸と代謝で，酸とアルカリがどの程度になっているかがバイタルサイン評価の最も大切な事柄です．在宅中の患者で心筋梗塞や大動脈解離が起きていないか，訪問診療で見抜いて，病院へ転送することができるのは，バイタルサインを診ることができる医療者しかできません．今計画している看護師のプラクティショナーの養成プログラムでは，約 40 時間を使って，バイタルサインの診方に加え，聴診器の使い方，診察の仕方を教えたいと思っています．

■ オスラー流回診とは

徳田：オスラー先生の診察技術についてはどうでしょうか.

日野原：オスラーは,「平手の回診」をしました. 当時は患者数が10 ～ 15人の病室でしたが,「How are you ?」といって片手で患者の背中をたたいて回診をしていました. そして研修医に,「おい, 針をいれてごらん, 水がたまっているよ！」といったそうです. パジャマの上から背中を叩いただけで, 胸水が溜まっていることを教えていたのです. 担当のレジデントはそこまで知らない. これを「平手の回診」と呼ばれていました. これは, ビール工場の職人がビール樽を叩いてビールが溜まっているかどうかを知るのと同じ技術です.

徳田：空のビール樽と溜まっているビール樽は打診音が違うというやつですね. 肺の打診音は主として4つに分類できると思います. 正常肺は共鳴音 resonance です. 病的な打診音としては, 胸水で濁音 dullness, 肺気腫で過共鳴音 hyper-resonance, 気胸で鼓音 tympany となります. トレーニングのやりかたとしては,「肝臓の打診」で濁音 dullness を習得し,「胃泡の打診」で鼓音 tympany を習得することができます. 通常は, 両手で行うのが打診の基本です. オスラー先生がすごいのは, 片手での打診をマスターしていたという点ですね.

日野原：そうです. あの現象から得られた打診術です. 寝たきりの患者さんに対して, 私はよく背中に手をいれて片手の二本指で打診をします. 音でなく指の感覚で水が溜まっているかどうかを知ることができます.

徳田：その方法ですと患者さんが寝ていてもできますので非常に有用ですね. 寝たきりでも静脈圧の測定が可能です. 仰臥位では, すでに外頸静脈は怒張していることが多いですが,「手背静脈」を利用することで測定できます. このやりかたは, Art and Science of Bedside Diagnosis の著者で有名な Joseph Sapira 先生から直接教えていただきました. 自分が沖縄県立中部病院の内科チーフレジデント時代ですが, Sapira 先生がセントルイスから沖縄へ初めて来られたときです．まず，患者の手背を上方に向けた状態で，患者の手を心臓の高さより低い位置おき，手背静脈が「怒張」することを確認します．それから，1 cm ずつ徐々に上方にその手を移動させ，手背静脈が「虚脱」するぎりぎりの位置で手の移動を止めます．その手の位置から，心臓（右心房）までの垂直距離を測定し，「手背静脈圧」として記録します．もちろん，頸静脈圧を上昇させる疾患では，手背静脈圧も上昇しますし，頸静脈圧を低下させる疾患では，手背静脈圧も低下します．手を視るだけで心不全の診断ができる方法ですね．

日野原：視るだけで診断がつく例もあります．当院での救急の腹痛患者ですが，虫垂炎で破れたのではないかということで外科が開腹しようということになりました．私はそこに行って患者をみてみたら横腹にあざがありました．患者にどこか腹を打ったのかと聞いたら打っていないといっていました．腹部大動脈が破れると殴ったときに黒くでるようにあざが出るというのを知っていたので，私は腹部大動脈瘤破裂の診断を示唆し，実際にそうでありました．診るだけで診断が付くのです．ＣＴスキャンをとらなくてもわかります．レジデントの教育には，「とにかく胸部のレントゲン写真を撮ってください」ではなく，「心臓はこう拡大していますから，確認のため念のため撮ります」というべきです．心臓が大きいかどうかをみるのには，スクラッチテスト (**Tips 4**) を使い，聴

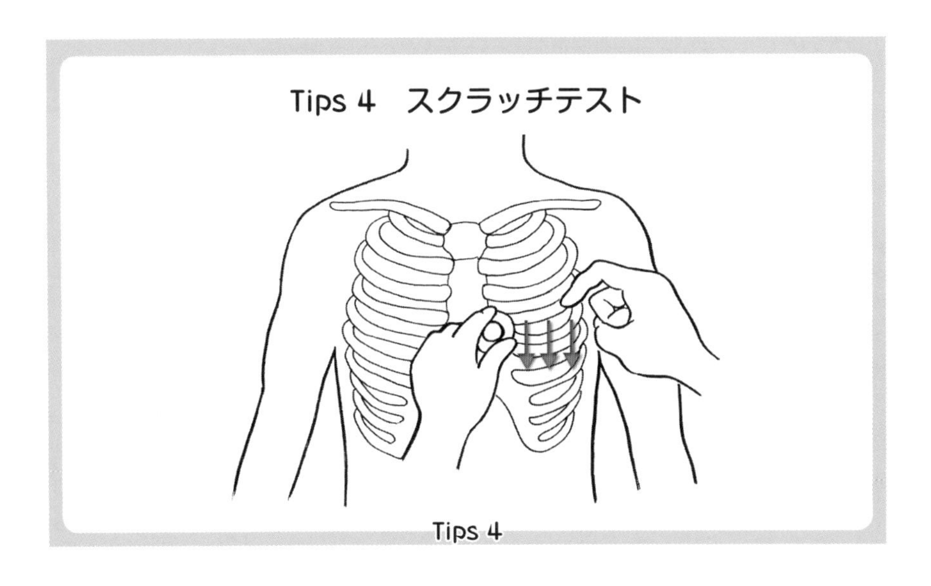

Tips 4

診器を心臓の真上にあたる第５肋間・胸骨左縁付近に当てながら，第５肋間スペースに沿って外側から心臓に向かって皮膚を引っかき, その音を聴きます. 心臓の境目にくると音が突然大きくなり，その位置が肺と心臓の境目となります．肝臓のサイズの診察では，腹式呼吸ができない人でも，腹水が溜まっている人でも，肝臓の上に聴診器を置いてスクラッチテストをするとはっきりわかります．看護師は清拭をするために患者を裸にしますから診察しやすいですので，その際にスクラッチテストを行って，担当の医師に心臓や肝臓が拡大していることを教えてやればよいのです.

徳田：体温だけでなく，呼吸数（**Tips 5**）も個人差がありますが，いかがでしょうか？

Tips 5　呼吸調節の基礎

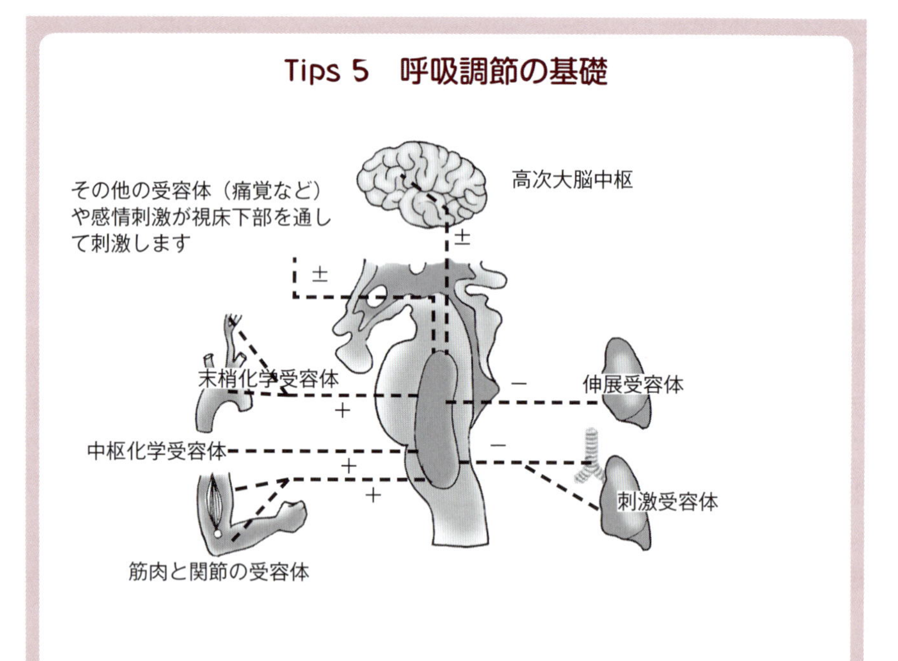

呼吸の調節は中枢神経（延髄・橋・大脳皮質）によってコントロールされている．延髄網様体にある呼吸中枢は , 呼吸の基本的リズムを司る．末梢組織における感覚情報（PCO_2, 肺の伸展 , 刺激源 , 筋紡錘 , 腱 , 関節）は , 迷走神経と舌咽神経を経由して脳幹（延髄・橋）で調整される．迷走神経は末梢化学受容器や肺の伸展受容器からの情報を中継し , 舌咽神

Tips 5

経は末梢化学受容器からの情報を中継する．脳幹（延髄・橋）からの出力は横隔神経を経由して横隔膜に至り，呼吸筋の活動と呼吸サイクルをコントロールする．また，大脳皮質の作用により呼吸を随意的に過換気や低換気にすることができる．ただし，PCO_2 の増加や PO_2 の低下で，低換気（息こらえ）の努力は制限される．

CO_2，H^+，O_2 の化学受容器としては，延髄の中枢化学受容器，頸動脈体・大動脈体の末梢化学受容器がある．延髄の中枢化学受容器は脳脊髄液 cerebrospinal fluid (CSF) の pH に感受性があり，CSF の pH 低下によって呼吸数が増加する．この場合，H^+ は CO_2 と違い血液脳関門を通過できないが，CO_2 は脂溶性で血液脳関門を通過できるため，CO_2 は動脈血から CSF に拡散する．そして，CSF 内において CO_2 は H_2O と結合し H^+ と HCO_3^- が生成され，この H^+ が延髄の中枢化学受容器に作用し呼吸が刺激される．

末梢化学受容器を有する頸動脈体は総頸動脈分岐部にあり，大動脈体は大動脈弓に存在する．動脈血 PO_2 の低下は末梢化学受容器を刺激し呼吸数を増やす．通常 PO_2 が 60 mmHg にまで低下してはじめて呼吸が刺激されるが，PO_2 が 60 mmHg 以下の低値になると呼吸数は PO_2 の変化に過敏に反応して増加する．

また，動脈血 PCO_2 の増加も末梢化学受容器を刺激することにより呼吸数を増やす．動脈血 PCO_2 の増加は，低酸素血症で生じる呼吸刺激に相乗的に作用するが，末梢化学受容器の CO_2 への応答は中枢化学受容器の H^+ への応答ほど重要ではないといわれている．さらには，PCO_2 の変化とは独立して，動脈血 $[H^+]$ の増加により，頸動脈体末梢化学受容器が直接刺激される．すなわち，代謝性アシドーシスでは，動脈血 $[H^+]$ が増加して頸動脈体末梢化学受容器を刺激するために，呼吸数は増加する (Kussmaul 呼吸)．

呼吸調節にかかわる末梢受容器には他にもさまざまなタイプがあり，肺の伸展受容器，刺激源受容器，J（肺胞傍毛細血管）受容器，関節＆筋受容器などがある．肺の伸展受容器は，気道の平滑筋に存在し，肺が拡張してこの受容器が刺激されると，呼吸が反射的に抑制される（Hering-Breuer 拡張反射）．刺激源受容器は，気道の上皮細胞間に存在し，有害物質（花粉や塵など）によって刺激される．J 受容器 (Juxtapulmonary capillary receptor) は肺胞の毛細血管近くに存在し，左心不全や肺水腫などで生じる肺毛細血管のうっ血や浮腫が J 受容器を刺激し，浅くて速い呼吸を引き起こす．関節・筋受容体は肋骨の動きによって活性化され，運動時の呼吸の早期刺激に貢献している[3]．

Tips 5

■ 間違いだらけの日本の教科書

日野原：呼吸のしかたで，私がうつ伏せで寝ることを勧めるのは，うつ伏せでは胸部を圧迫するので胸式呼吸をしにくくなり，一晩中腹式呼吸ができる．だから肺活量が少ない人には腹式呼吸にしなさいと勧めています．私の肺活量は1,700mL くらいの容量ですが，腹式呼吸にすると 2,900mL くらいになります．

このような変化に伴って，呼吸数も変化します．だから腹式呼吸で寝たほうが良いのです．また，燃料を節約した病院では，夜 10 時から朝の 6 時ころまで暖房を止めていますね．そうすると室温は下がりますが布団の中はまだ暖かい．冷たい空気を吸っているから口の中の体温は低くなりますが，腋窩は温かいままです．以前，看護大学の学生にスキー場で体温を測らせたら，腋窩は一番高く，次に口，そして耳は一番低いことがわかりました．冬場では，鼓膜は冷たくなるのです．一方で私が以前，肺炎で入院したときに看護師が熱を測ったら，腋窩温では熱はないといっていました．しかしその時自分は熱っぽいと感じていました．体温計も異常ない．そこで頭皮に体温計を置いたら，体温は高かったのです．頭が熱いなら頭に体温計を置いて測る．体温は体全体では一定ではありません．ですから患者が熱っぽいと言ったら，どこが熱っぽいかを聞いてみる．腋窩だけで測るのは間違いです．私は朝起きて，室内と外で体温測定を 1 週間比較したことがありますが，庭のほうが高くなりました．それを雑誌に連載しましたが，このように私は自分で実際に体験したことを書くようにしています．

徳田：バイタルサインの測定で問題なのは，呼吸数をルーチンに測定していない病院があるという点ですね．健康成人における安静時の呼吸数は，毎分 12 ～ 20 回です．一般に，乳幼児や高齢者では，安静時の呼吸数が多くなります．

呼吸数を測定する場合，30 秒間カウントして 2 倍としてもよいですが，30 秒間の呼吸数が 5 回以下の場合には, 1 分間カウントすべきです．また, チェーン・ストークス呼吸のような呼吸のリズムに異常がある場合でも，やはり 1 分間カウントすべきです．呼吸数のカウントは胸郭の運動を観察して行いますが，患者が意識的に過呼吸や息こらえなどを行うおそれがある場合には，心臓や腹部の聴診などの際に，吸気と呼気を評価しながら，呼吸数をカウントするとよいと思います．バイタルサイン以外に，現代医療の間違いの例をいくつかご教示ください．

日野原：そうですね．まず，安静の弊害というのがありますね．

安静にすると1週間でも骨粗鬆症が猛烈に進行します．筋肉が非常に衰える．躓きやすくなって骨折を起こします．また，予防注射をしたら入浴するなというのも，伝説のようなもので，熱があっても熱い風呂に入り，熱いものを食べて寝たほうが汗をかいていいのです．あと，病院の清拭で患者が亡くなったときに肛門から綿を入れるのも，日本だけです．明治時代から，死者の鼻の穴まで綿を入れるような儀式がおこなわれています．あれは必要ありません．死後の処置は顔をきれいにするだけでよいのです．このように日本の教科書には古い，間違ったことの記載がまだ多くみられます．医学においても，常識と思われていることを疑う，逆転の発想が重要です．

徳田：たいへん勉強になりました．

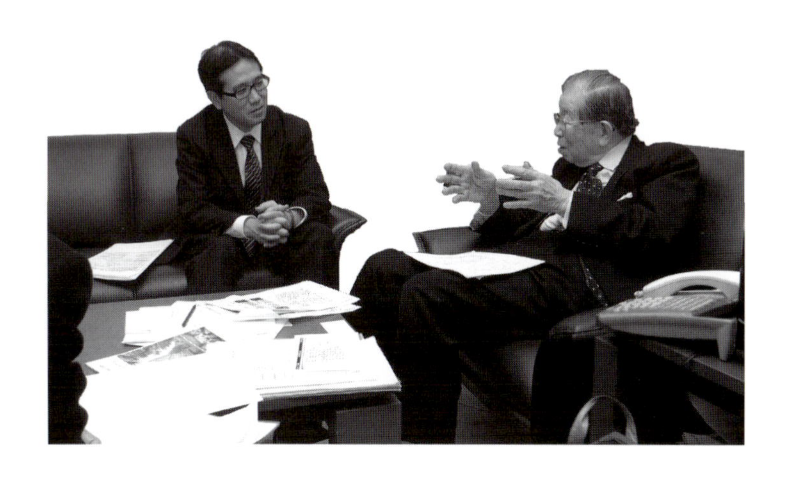

ここが大事

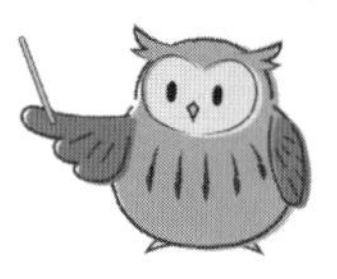

1. バイタルサインの値を評価するとき自分の常識（値）に囚われない

バイタルサインの値．これを正しく評価するには自分の常識（値）に囚われないことが鍵となります．バイタルサインにおける「正常」とは，絶対値による評価ではなく，患者個々にあわせて相対的に評価すべきです．つまり，患者背景（年齢・性別，測定時間・場所，季節，基礎疾患や内服薬など）や患者の病状に照らして解釈する必要があります．

2. 「異常な正常値（abnormal normality）」を追求しよう

37℃の体温は，健康な若年女性であれば問題ないことがほとんどですが，日野原先生が37℃の体温であった場合，それは「異常な正常値（abnormal normality）」であり発熱と評価して原因を追求しなければいけないと言っています．

しかしそれにしても，本章にある日野原先生のセリフには言葉を失ってしまいます．バイタルサインは血圧や脈拍，呼吸数，体温などの数値で評価できるものだけと，そもそも，筆者を含め多くの読者が自らの常識に囚われていることに気付かせてくれます．

3. 故 日野原重明先生の次の言葉を再読しよう

「身体の様々な異常をバイタルサインの中に含めましょう．バイタルサインを診るというのは結局，血液中のpHを正常に保とうとする生体の生理的なメカニズムをとらえるということを意味しています．」（本書35ページ参照）

第2章

ショックバイタル

People after death become complete again. The blind can see, the deaf can hear, cripples are no longer crippled after all their vital signs have ceased to exist.

Elisabeth Kubler-Ross *

死んだ後に人は再び完全になる。目の見えない人は見え、耳が聞こえない人は聞こえ、身体障害者はもはや障害がなくなる、それは彼らのバイタルサインが存在しなくなったからだ。

＊米国の精神科医。『死ぬ瞬間』の著者として知られる。この著書において、彼女は「死の受容のプロセス」と呼ばれている「キューブラー・ロスモデル」を提唱した。

バイタルサインの診かた

低血圧がショックの可能性を示すケースと、それがショックでないケースの区別は重要です。下記にパールズをまとめました。

症例 1　血圧が低い患者が来たら，意識をチェックすべし
症例 2a　消化管出血でティルトテスト陽性では早急な対応が必要
症例 2b　胸骨角から右心房までの垂直距離はどんな体位の角度でも 5cm である、というルールを使って静脈圧を測る
症例 3　普段の収縮期血圧より 30mmHg 以上下がったらショックといえる
症例 4　ショック＋頻呼吸→敗血症性ショックを考慮する：脱水のみに頻呼吸なし
症例 5　脱水（低容量）では頸静脈は怒張しない，奇脈（吸気時に 10mmHg 以上の SBP 低下）→心タンポナーデ，重症喘息
症例 6　閉塞性ショック（心タンポナーデ・重症肺塞栓・緊張性気胸）→頸静脈怒張
症例 7　低血圧＋ 脈圧が小（ 脈圧＜ SBP の 25%）→ 低心駆出量 low stroke volume,
DM で冷汗→低血糖だけでなく MI も考えよ
症例 8a　頻脈性心房細動では脈拍欠損（HR － PR）あり →脈拍欠損がある場合は 、心拍数の評価をすべき（心音聴取か心電図モニター）
症例 8b　心房細動で脈が速い人がきたら心拍数を測定しなければならない．脈拍数では重症度を過小評価してしまう

■ 症例 1

Box 1-1

18 歳女性

大学入学のための健康診断目的受診.

生来健康.　症状なし.

Vital Signs (VS)：

血圧 Blood Pressure (BP) 84/42 mmHg

(Systolic BP=SBP: Diastolic BP=DBP)

心拍数 Heart Rate (HR) 70 /min

呼吸数 Respiratory Rate (RR) 16/min

体温 Body Temperature (BT) 36.2 ℃

バイタルサイン（VS）は，血圧（BP），心拍数（HR），呼吸数（RR），体温（BT）の 4 つです.

記載の順序は施設によって異なるものの，本書はこの順番で解説していきます．血圧は収縮期血圧（SBP）と拡張期血圧（DBP）に分かれますが，この患者は 84/42 と低いです. 血圧の正常値は, 年齢や性別によって異なりますが, 一般的に SBP が 90 ～ 95 以下は低血圧と言われていますので，この患者は血圧が低いと言えます．HR の正常値はどうでしょうか？年齢や基礎疾患によって異なりますが，一般的に 50 ～ 90 までが正常と言われています．この患者は正常範囲内です．RR はどうでしょうか？一般には 10 ～ 20 回が正常範囲内ですので，この患者は正常です．体温はどうでしょうか？これも年齢, 性別，基礎疾患によって変わるものの，35.5 ～ 37.1℃までは正常範囲です. 患者によっては 37.1℃は異常であるという場合もあります.

Box 1-2

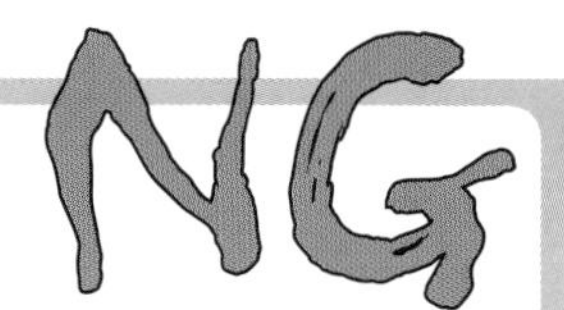

担当研修医 A

「この患者は血圧が低い！

ショックバイタルでは？

すぐにベッド上安静と心電図モニターの
指示を出したほうがいいかもしれない」

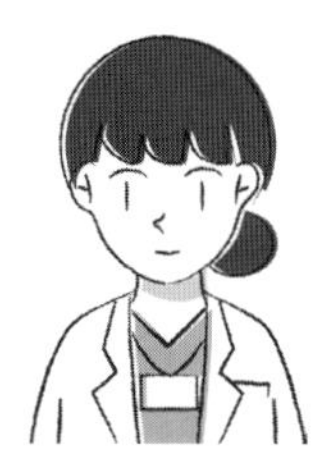

そこで初期トリアージを担当した研修医 A 君は，Box 1-2 のように考えました．これはどうでしょうか？明らかに NG であり，Box 1-3 の指導医の答えが OK となります．ショックとは何かがこの答に隠されています．主要臓器循環障害があればショックであるということです．この患者は，たしかに血圧は低いのですが，HR，RR，BT は正常範囲内です．循環障害のサインもありません．したがって，この健診で訪れた若い女性は，無症候性の低血圧ということになります．ポイントは，Box 1-4 に示します．

Box 1-3

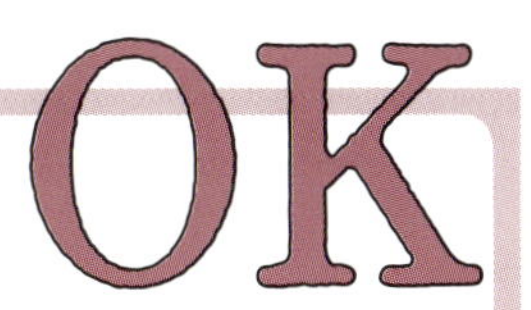

指導医T

「低血圧のみで，症状が無く，主要臓器循環障害の徴候なし→ショックではない」
「他のＶＳが全て正常である→臨床的に問題となるショックは少ない」

Ａ．正常（無症候性低血圧）

Tips 1　SpO_2 の測定機器

主要臓器循環障害による重要組織への酸素供給の低下の程度が，ショックの重症度と相関することがわかっており，非侵襲的リアルタイム組織酸素飽和度 (SpO_2) の測定機器が現在開発中であり，これがショックのモニタリングに有用であることが示唆されています[1].

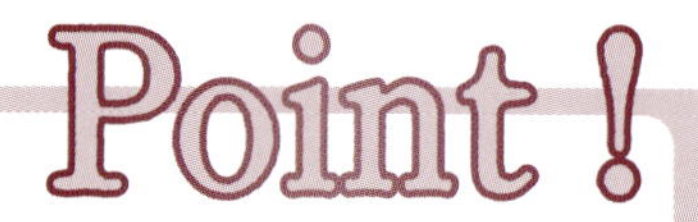

Box 1-4

「ショック＝主要臓器循環障害」

主要臓器循環障害の主な症状と徴候
脳血流の低下→気分不良・意識障害・けいれん
腎血流の低下→乏尿
冠血流の低下→心筋虚血

このうち，脳血流の低下による症状と徴候が最も早く出現する．

ショックは，生命維持に必要な主要臓器である，脳，腎，冠血流量の低下を示します．「気分不良」は漠然としていますが，患者の訴えとして多く，さらに進むと意識障害が現れます．意識障害にも様々なレベルがあり，軽い見当識障害，もっと進むと昏睡まで軽度，中度，高度があります．腎臓に十分血流が供給されないと，尿量が低下します．成人では1日400cc以下は乏尿と呼ばれます．尿を定量することが重要で，1時間，または24時間何ccかで現すことが必要です．入院患者でショック状態の場合，尿量をチェックすると数時間前から低下していたことがわかります．そこで腎血流の低下があったことがわかり，主要臓器循環障害のサインであったことが分かるのです．冠血流の低下は，心臓を栄養している血管に十分血流が供給されないので，心筋虚血が起こります．心筋の動脈硬化がある患者では狭心症や心筋梗塞が起こることがあります．もともと冠動脈に病変がなくても心電図に変化が出ることがあります．ですからショック患者には心電図など心臓の評価が必要になります．

脳血流の低下による症状と徴候が最も早く出現しますが，乏尿になるには数時間かかります．脳血流の低下による症状は分単位で現れます．ですから血圧が低い患者がきたら，まず気分が悪くないかを聞きます．気分が悪くないという場合は，では次に他の臓器血流は大丈夫かを考える．患者の表情と動作などの全身状態を診て，他のバイタルサインも評価して最終的な判断をします．

Clinical Pearls

血圧が低い患者が来たら，意識をチェック！

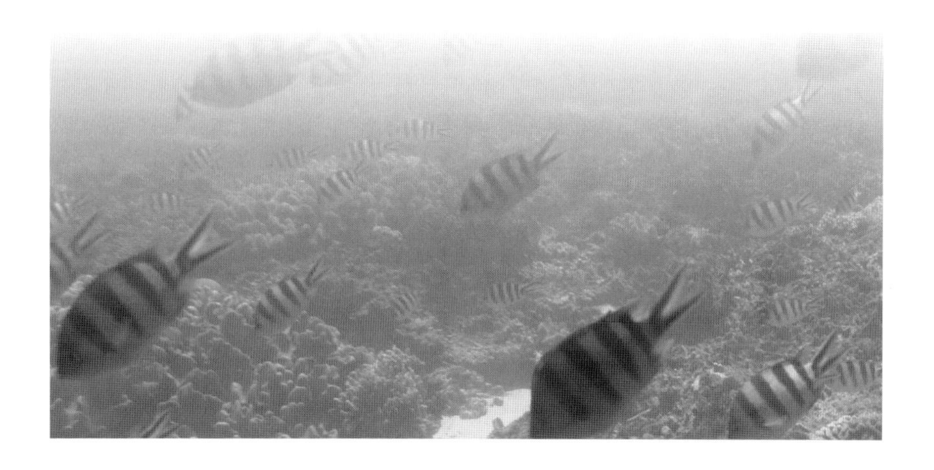

■ 症例 2a

Box 2a -1

４０歳男性
腰痛にて２ヶ月間 NSAID 内服中であった.
昨日より３回の吐血，５回のタール便あり.
VS：
BP 臥位 110/60　臥位 HR90
BP 座位　80/60　座位 HR130
RR 18 BT 37.5
貧血＋　仰臥位で頸静脈虚脱＋
腹痛なし．腹部は軟かく，圧痛なし.

非ステロイド性消炎鎮痛剤（NSAIDs，アスピリン，イブプロフィン，ロキソニンなど）を飲んでいる患者です．この症例で特徴なのは，臥位と座位でバイタルサインが変化していることです．ＳＢＰは座位で 30 下がっている．ＨＲは座位で 40 上昇しています．＋αの所見として貧血がある．貧血は通常，眼瞼結膜を診ます．ピンクでなく蒼白であれば貧血を疑います．結膜以外にも重要な部位として２箇所あります．一つは爪の色．患者の爪の色を診るとき重要なのは，貧血のない人（自分自身）と比較するのがいいですね．もう一つは手のひらです．手掌線は正常ではピンクです．自分の手掌と比較してください．手のひら全体の色調でも結構です．手のひら全体がピンクであれば貧血はありません．手のひらがピンクでなくても正常では手掌線はピンクです．手のひらが蒼白となり，その後手掌線が蒼白となるのが貧血の進行です.

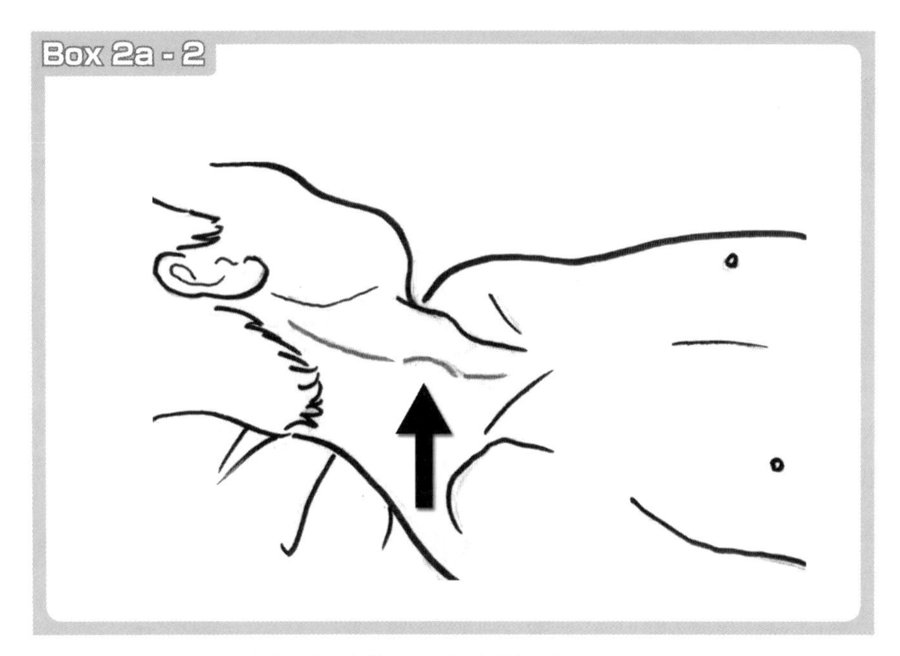

この患者は仰臥位で頸静脈が虚脱していました.

吐血，タール便があるので腹部所見も診るべきです．痛みはないし，触診しても痛くないということですから，この病歴からは消化管出血疑いでよさそうです．ここで重要なのはタール便です．これは消化管出血の部位を示唆しているからです．消化管は，食道，胃･十二指腸，小腸（空腸，回腸），大腸，直腸，肛門とありますが，タール便は，上部消化管由来，十二指腸の末端にあるTreiz 靭帯より上部から出血したことを意味します．つまり，この消化器出血は食道，あるいは胃・十二指腸由来であると推測されます．タール便でなく鮮血であれば小腸か大腸，あるいは直腸，肛門などから出血している可能性が高くなります．ただしこれもピットフォールがあり，急速な出血の場合は，胃酸と混合してタール便になるという化学反応を起こす時間がなく，赤色のまま出てきます．ですからタール便でないから上部消化管出血ではないとは言えません．さて，ここで臥位と座位でどのように血圧と脈を測るのかを示します．(Box2a-3)

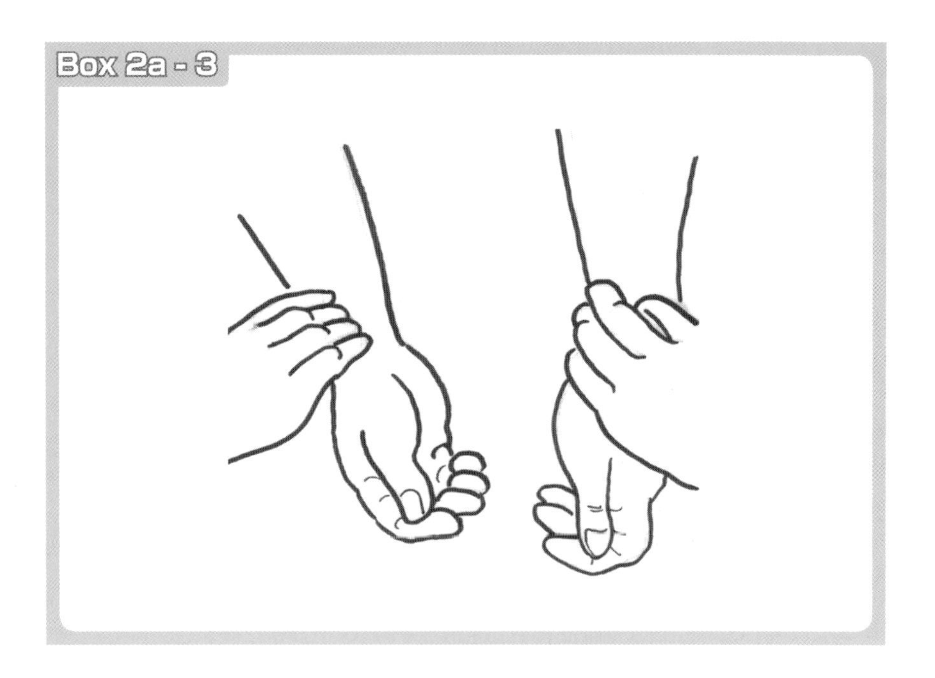

「気分不良はないですか」と聞いてから，血圧，心拍数，脈拍数を測定します．座位としたあと，どのタイミングで測るのかが大切です．座位になって 1 分以内に計る．そしてその 2 分後である 3 分後に測定します．元気な人の場合は立位で測ります．

Box2a-2 を見てみましょう．この症例では仰臥位で頸静脈が虚脱していました．座位や立位のとき，正常では頸静脈は虚脱します．頸静脈圧（JVP）が上昇していなければ座位では頸静脈は見えません．CV ラインを用いて中心静脈圧（CVP）を測定するときのように JVP も右心房からの垂直距離で測ります．

頸静脈波は座位では見えませんが仰臥位では見えます．なぜかというと，寝かせて CV ラインを横にしているということと同じですから，右心房の高さとほぼ同じとなって．頸静脈波が正常状態でも見えます．仰臥位でも頸静脈が虚脱していたら，何を意味するのでしょうか？ 吐血でタール便でかなり血液を喪失していたということになります．

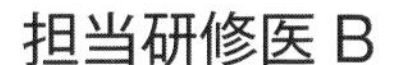

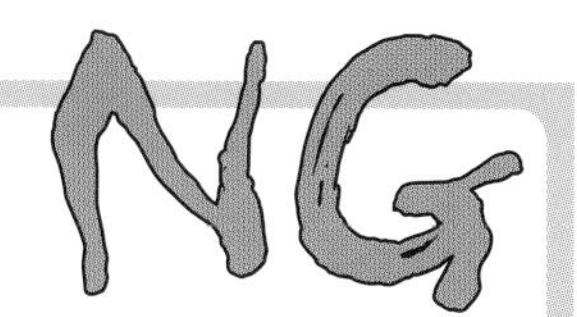

担当研修医 B

「NSAID 服用後の胃潰瘍による上部消化管出血であろう．経鼻胃管を挿入して胃洗浄をしてみよう．」

<…胃洗浄にて血性・コーヒー残渣の排液は認めず…>

「まずは輸液で様子をみて，明日朝に CBC をフォローすればよいだろうか？」

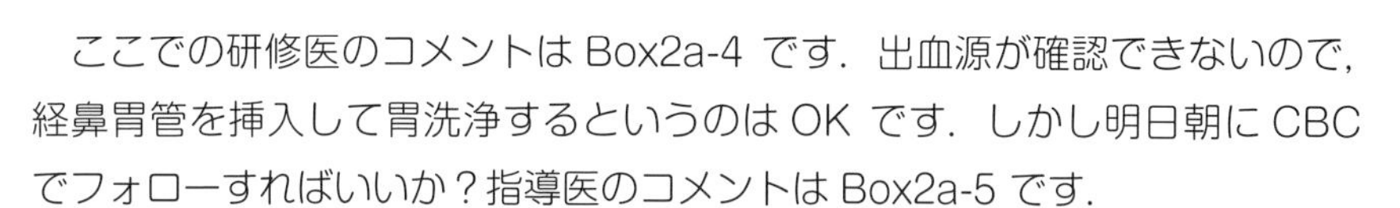

ここでの研修医のコメントは Box2a-4 です．出血源が確認できないので，経鼻胃管を挿入して胃洗浄するというのは OK です．しかし明日朝に CBC でフォローすればいいか？指導医のコメントは Box2a-5 です．

「臥位から立位で血圧低下＋脈拍増加」は，体位性あるいは起立性低血圧といい，プレショックとも呼ばれます．これは非常に危ないサインです．

NG チューブが挿入されうまく洗浄しても，十二指腸から出血しているような場合に血性の排液が認められないことがあります．胃から十二指腸へは幽門輪を通過しなければいけませんので，生理的に開閉しますが，幽門輪が小さい場合，十二指腸の状況が胃に反映しないことがあります．消化管出血でプレショックということは緊急の内視鏡検査の適応です．朝まで待っていると危ないということとなります．実際，正しいアセスメントの結果，十二指腸潰瘍が見つかりました．ポイントは Box2a-6 の通りです．

Box 2a - 5　OK

指導医 T

「体位性低血圧（臥位から立位で血圧低下＋脈拍増加）
→プレ・ショック」
「十二指腸潰瘍では，活動性出血＋ でも胃洗浄 negative のことあり」
「消化管出血でプレ・ショック→緊急上部消化管内視鏡検査の適応です」

A．十二指腸潰瘍（A1 ステージ）：緊急内視鏡下クリッピングにて止血処置を行った.

Tips 2　脈拍の増加の定義

JAMA の最近における Rational Clinical Examination では，脈拍の増加は 30 以上としていますが，見逃しを防ぐためには検査の感度を高く維持する必要があり，古典的な定義である 20 以上とすべきと考えます[2)].

Box 2a - 6　**Point !**

ティルトテスト (Tilt test)

・(臥位から座位へヘッドアップ)

　SBP 低下 >20 または HR 増加 >20

　　→陽性：プレショック

・出血・脱水によるショック

　　→低容量性ショック

(BP 低下・HR 上昇・RR 正常)

　　→静脈圧（第５の VS）は低下（虚脱）

ティルトテストを行いました．まず1 分以内に測って最後に3 分以内に測る．2 回測って，どちらかが陽性であればプレショックを意味し，早急な対応が求められます．ティルトには「角度を変える」という意味がります．これを厳密に行う場合，上部消化管造影のときの胃透視の台（ティルトテーブル）を使いますが，ER や初診外来ではヘッドアップ機能付きのストレッチャーで十分です．この症例では出血ですが，脱水でも同様に血圧が下がります．血管内の容量が低下するという意味でこれらは低容量性ショックと呼びます．症例 1 のコメントで，頸部の静脈について説明しました．この患者は，正常であれば見えるはずの静脈波が見えませんでした．右心房からどのくらいの高さまで静脈波の頂点があるかを測定したのが静脈圧で，私は「第 5 のバイタルサイン」と読んでいます．吐血とかタール便を呈する患者が来て，ショックバイタルでなければ，ティルトテストを行います．もちろんこのテストは仰臥位で血圧がすでに低下しているときは禁忌です．

Clinical Pearls

消化管出血でティルトテスト陽性では早急な対応が必要

■ 症例 2b

Box 2b -1

４０歳男性

生来健康．昨日より大量嘔吐，水様性下痢，気分不良．口渇著明．腹痛なし

VS：

BP 臥位 110/60 座位 80/60

HR 臥位 100 座位 130

RR 18 BT 37.5

頸静脈圧

Jugular venous pressure (JVP) 2cm H_2O

腹部軟で圧痛なし アセスメントは？

症例 2a と違うのは，今回は脱水です．この症例も，ティルトテスト陽性です．CVP を入れなくても測れるのが JVP ですが，本質的には同じ圧であり，測り方が違うだけです．針を刺さないで測れるのが JVP です．

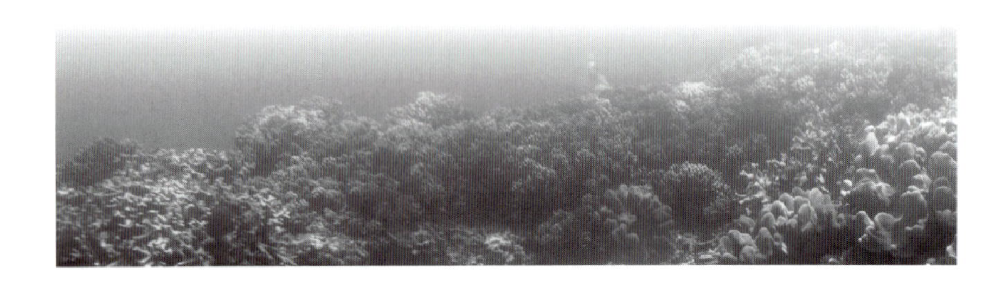

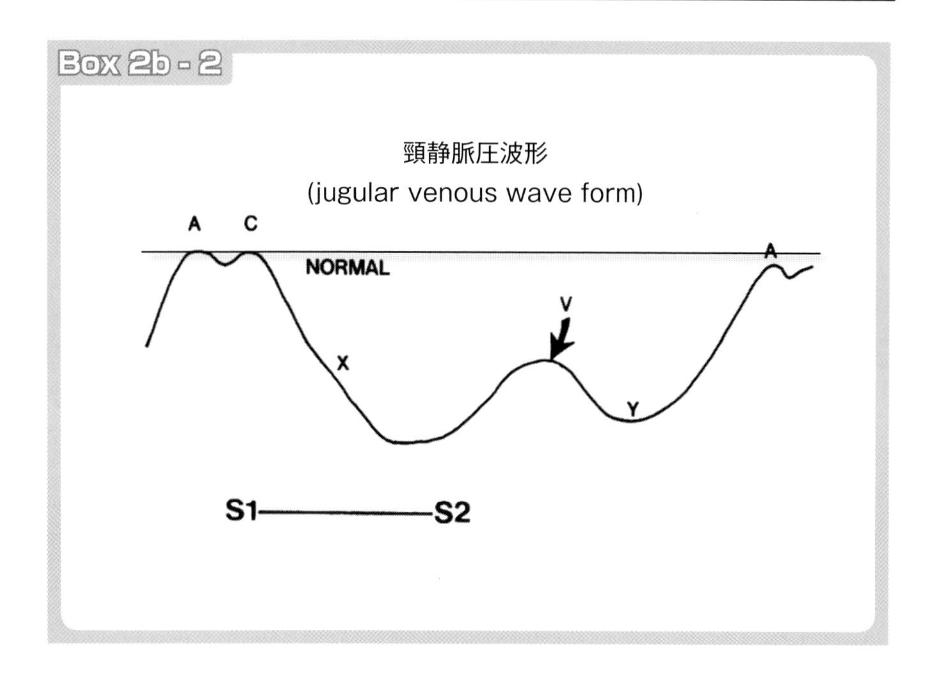

この症例ではJVP=2㎝とありますが，どうやって測ったのでしょうか？ここで頸静脈圧波形の復習をします．（Box2b-2）A,C という山とV の2 つの山があります．通常はA 波が最高波であり，その頂点から右心房までの垂直距離が頸静脈圧です．

心音S1 とS2 の間は心臓の収縮期です．心臓は収縮と拡張を繰り返しています．この図でわかるように静脈圧波は収縮期（x谷）で下がり，拡張期（y谷）でも下がる．これが静脈の波形です．頸動脈は逆に，収縮期で上がります．

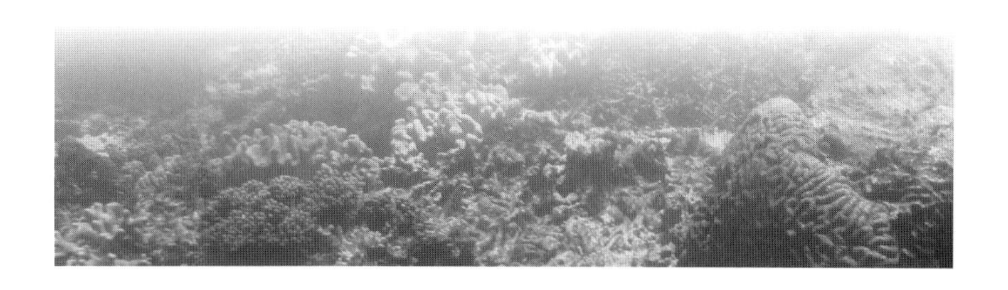

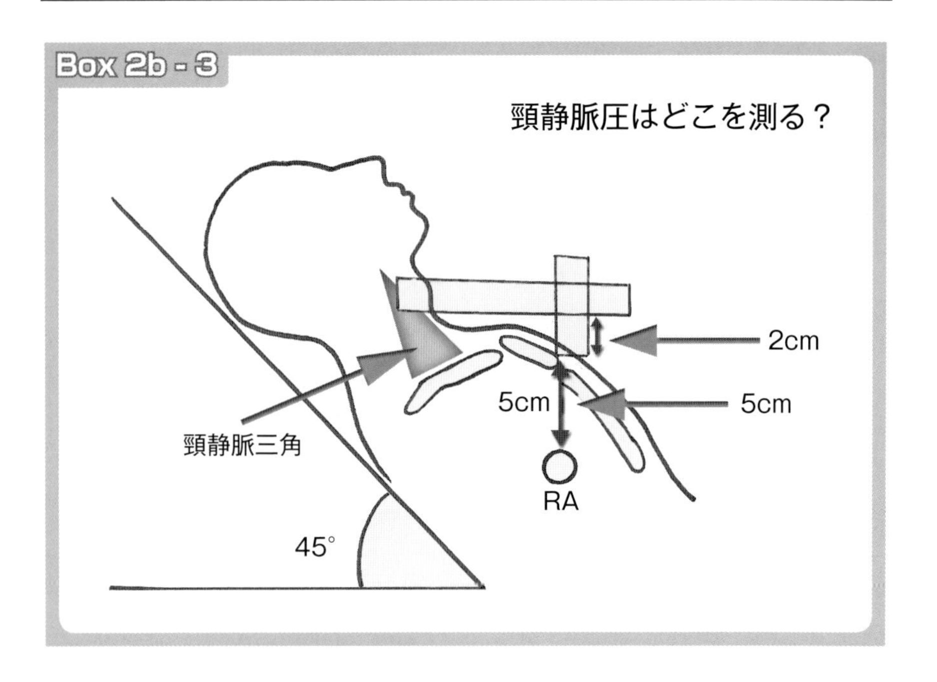

Box2b-3 で頸静脈圧の測定ではどこを測るかを示しています．頸静脈は指でふれることは出来ませんが，目でみることができ，内頸静脈の場合皮膚の表面の動きを見ます．すなわち，頸部の皮膚の動きを見るとゆれているのが見えます．

Box2b-3 では胸鎖乳突筋に囲まれた三角形がゆれているのが見えます．静脈圧の頂上の高さでゆれがとまります．頸静脈は頸静脈三角（Box2b-3 を参照）の底辺から下顎骨に向かって走っています．静脈圧は手で触れないので，皮膚の動きで見て下さい．図の例では，JVP ＝ 2+5cm H_2O です．

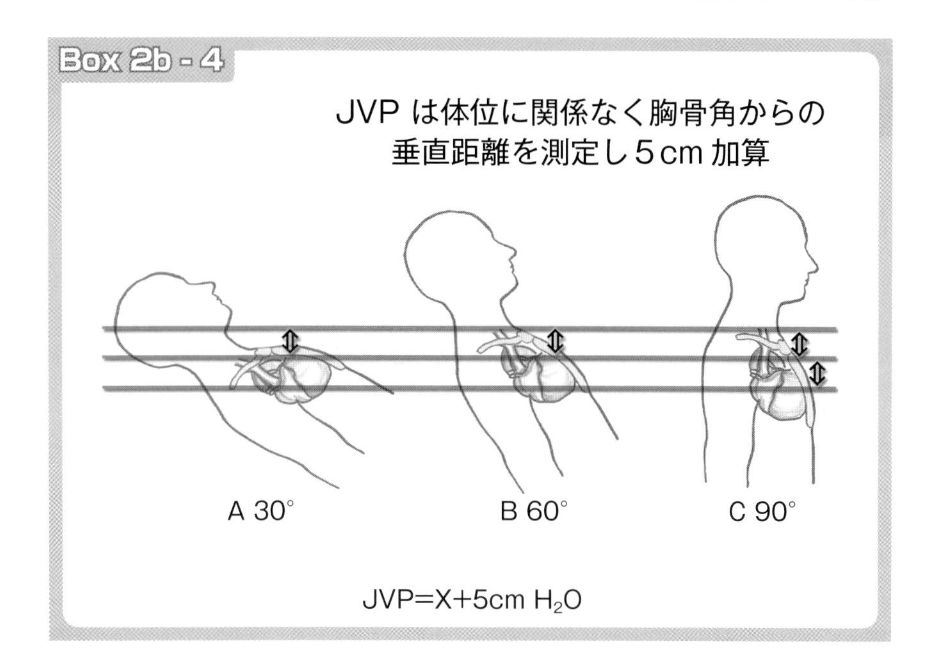

右心房から静脈波の頂点までの垂直距離を測ればよいのですが，Box2b-4のように，右心房は直接には見えませんが，胸骨角と右心房までの垂直距離はどんな体位でも 5cm であるという便利なルールを利用します．JVP は 5 ～12cm が正常です．

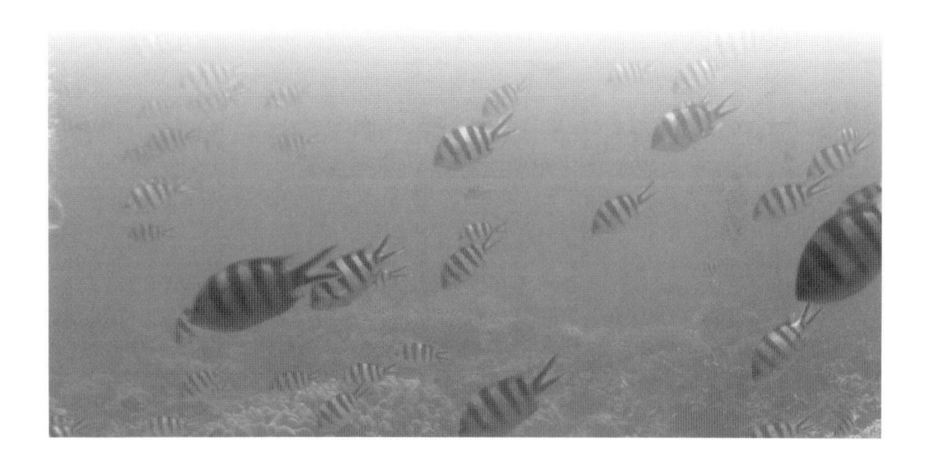

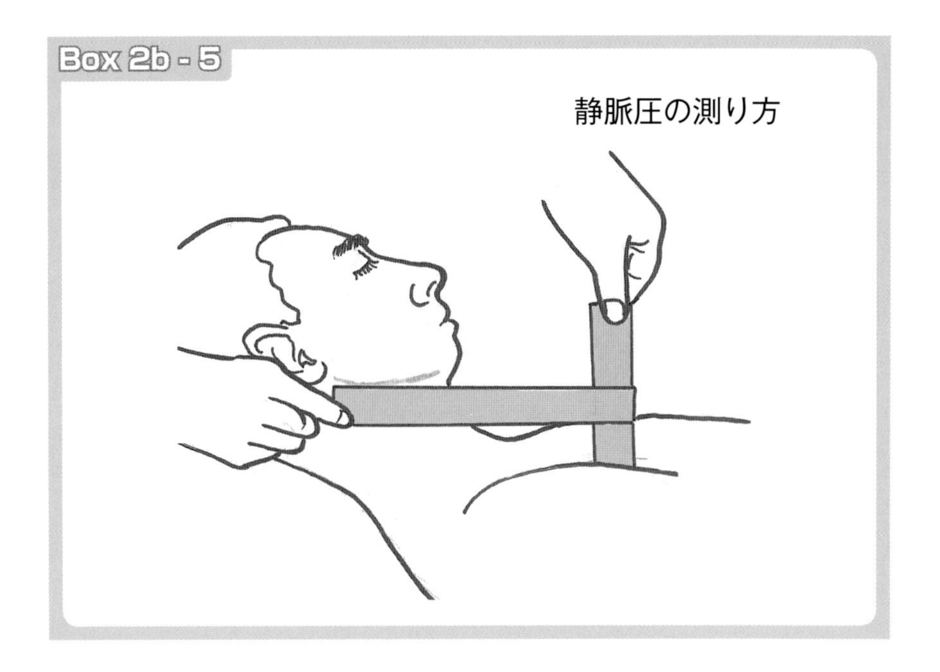

Box2b-5 のように，胸骨角から静脈圧波の頂点までの垂直距離を測ります．血圧は血圧計がなければ測れませんが，静脈圧は血圧計がなくても測れることがわかりました．訪問診療でも測れます．きちんと測る場合は内頸静脈で測ります．外頸静脈でも高いか低いかはわかりますが，正確に実際何 cm かの測定では内頸静脈を使います．

症例 2b では JVP は (− 3) + 5 = 2㎝でした．静脈圧波の頂点が胸骨角より 3㎝低かったので ,(− 3) + 5 となったのです．解釈は CVP と一緒で，静脈圧が低いということは容量が十分でないということで，水分が大量に失われていることを意味します．Box2b-6 に，この症例の病態はまとめられます．

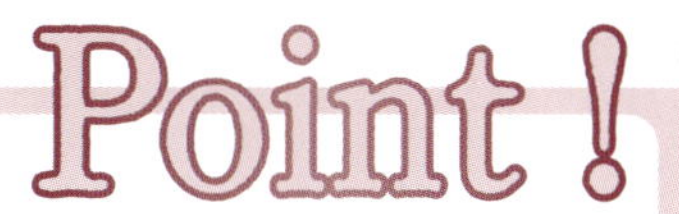

Box 2b - 6

脱水（急性胃腸炎）：

体位性（起立性）低血圧

大量嘔吐下痢

HR 上昇

RR 正常

頸静脈圧低下

$$JVP = (-3) + 5 = 2\ \text{cm}\ H_2O$$

Clinical Pearls

胸骨角から右心房までの垂直距離はどんな体位でも 5cm であるというルールを使って静脈圧を測る

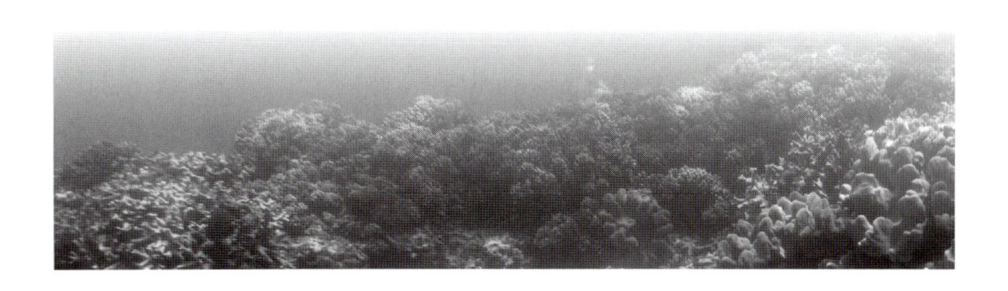

■ 症例 3

Box 3-1

65 歳男性
高血圧症にて降圧剤内服中
（普段の血圧 155/90）
畑仕事中に蜂に刺され気分不良あり.
VS：
　BP105/45　HR135　RR24　BT35.5
　全身の発赤，かゆみ＋
　両側肺野で喘鳴＋

研修医のコメントはBox3-2 です. 指導医のコメントはBox3-3 です. スポットで血圧を見るとSBP が105mmHg でショックではないと思ったようですが，実は普段より50 mmHg も下がっている. 普段の収縮期血圧より30 mmHg 以上下がったときはショックといえます. アナフィラキシーショックでの第一選択はエピネフリン（日本名 アドレナリン）となります. ポイントはBox3-4 のようになります.

Box 3-2

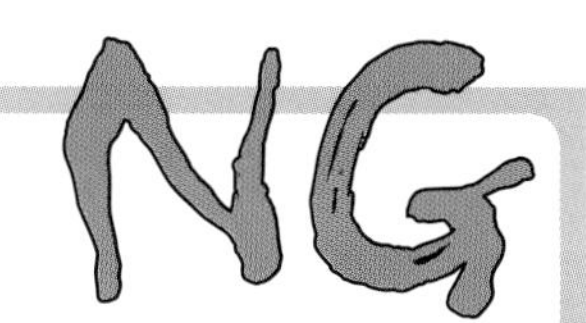

担当研修医 A

「蜂刺されによるアレルギー反応であろう.
SBP105 なのでショックではないようだ.」
「まずは抗ヒスタミン剤とテオフィリンの点滴で
様子をみてよいだろうか?」

Tips 3　アナフィラキシーは世界中で増加傾向

アナフィラキシーは世界中で増加傾向であり，今後は高血圧などの基礎疾患を有する患者でもさまざまなアナフィラキシー反応が頻繁にみられると思われます[3)].

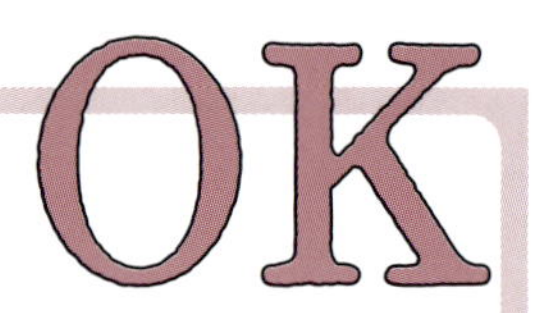

Box 3-3

指導医 T

「普段の血圧から 30mmHg 以上の血圧低下→ショック！」
「アナフィラキシー・ショックの第一選択薬→エピネフリン」

A．アナフィラキシー・ショック：(蜂アレルギー)：エピネフリン（日本名 アドレナリン）0.2mg 筋注にてすみやかに症状が改善した．

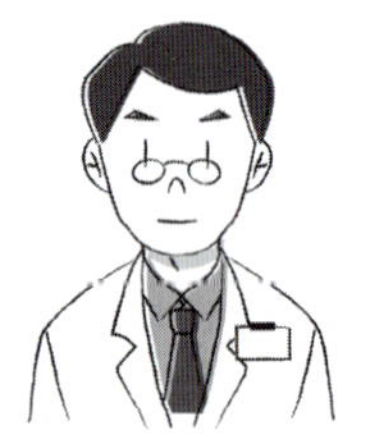

今までの症例 1 ～ 2a,b は健康な若い人でしたが，ある程度年齢の人は高血圧を有する人が多い．このような場合には普段の血圧がいくらかが重要になります．普段の血圧より 30 mmHg 以上下がったら血圧低下と考えなくてはいけません．

アナフィラキシーショックはこれまでの出血や脱水と違い，血管そのものが拡張し，相対的な容量低下が起こります．このようなアナフィラキシーショックの特徴として，ヒスタミンなどが体内に放出されて気管支喘息と同じような病態となり気管支攣縮が起こることがあります．

Box 3-4

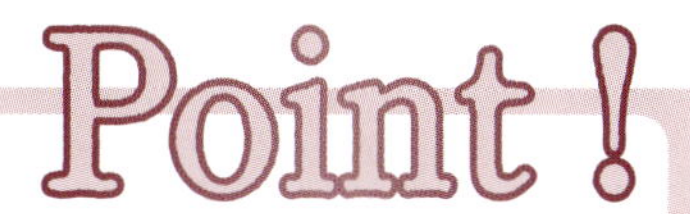

・ショックの評価→ Baseline BP に注意！

・アナフィラキシーショック
　→血管拡張性ショックの一種
　（相対的容量低下：BP 低下・HR 上昇）

・アナフィラキシーショック
　→気管支の攣縮（RR 増加）

Tips 4　エピペン（自己注射薬）

最近はエピペンという自己注射薬があり，エピネフリンの処方をして患者に持たせて，蜂アレルギーのある人は蜂刺され時には自己注射を指導します．そうでないとへき地などでは病院に到着するまでに治療が間に合いません．

Clinical Pearls

普段の収縮期血圧より 30mmHg 以上下がったらショックといえる．

■ 症例 4

Box 4-1

50 歳男性
10 年前より糖尿病．両下肢 ASO あり．
数日前より右下腿に発赤・腫脹・熱感＋
疼痛強く，表面に水泡形成あり．
数時間前より悪寒戦慄あり．
VS：
　BP 70/- HR 140 RR 36 BT 36.5
　口渇著明で，口腔粘膜の乾燥＋
　簡易血糖チェック：250mg/dL

発赤，腫脹，熱感，圧痛の 4 つを炎症の 4 大徴候といいます．この症例の場合それだけでなく，表面の皮膚に水泡があり，触れてみると雪のような握雪感もあります．(Box4-2)

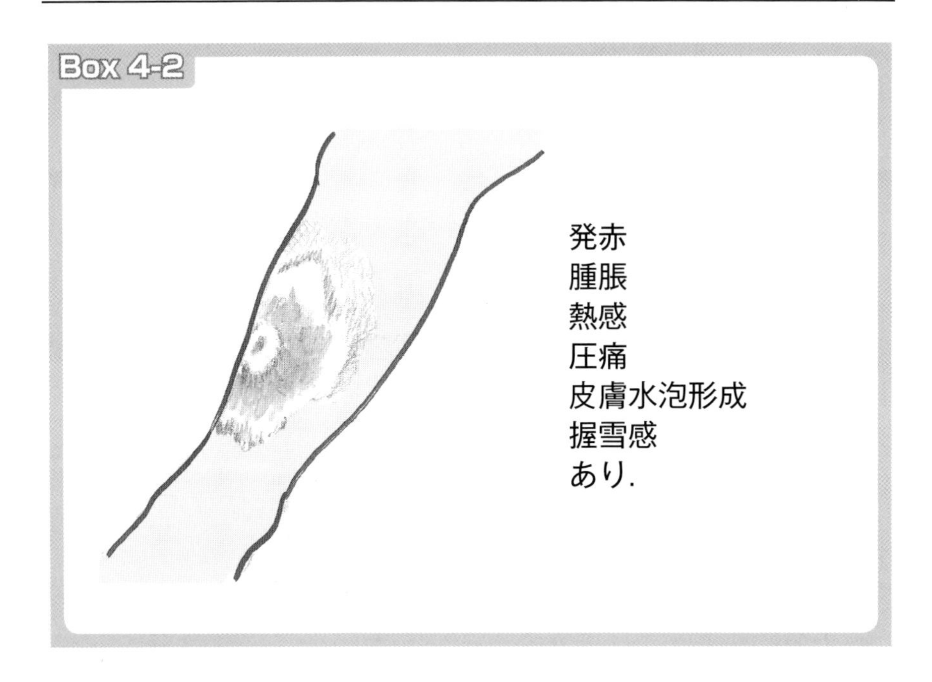

研修医のコメントをみてみましょう.（Box4-3）皮膚には表皮と皮下組織があり，皮膚の感染症である蜂窩織炎を疑いました.

この研修医のコメントに対して，指導医はどうか．Box4-4 です．呼吸数に注目していました．脱水か敗血症かはよく迷うところです．敗血症を起こす病気は感染症です．感染症は脱水を起こすことが多いのですが，高齢の場合敗血症もリスクが高くなります．敗血症は血液の中に菌や毒素が入り込んで全身に回る状態です．呼吸が速いのは脱水だけでは説明できません．もう一度局所所見に戻りますと，蜂窩織炎と思われたところは，蜂窩織炎だけでは説明できない．水泡があって握雪感もあるというのは壊死性の軟部組織感染症が疑われます．これは初期に蜂窩織炎のような形で発症しますが，表皮だけでなく筋膜まで達する感染症です．これは抗菌薬だけでは治療できず，外科的なデブリドマンを通常必要とします．ポイントは Box4-5 です.

Box 4-3

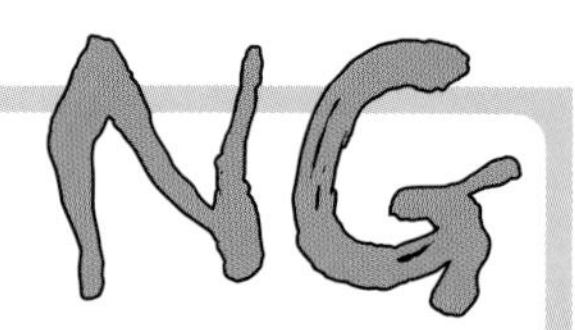

担当研修医 B

「下腿の蜂窩織炎であろう．血圧低下は脱水による低容量性ショックだろう.」
「まずは抗菌薬と輸液で様子をみてよいだろうか？」

Tips 5　敗血症で増加する炎症性サイトカイン

敗血症で増加する炎症性サイトカインなどの代表的なものとしては，tumor necrosis factor-alpha や interleukins，そして prostaglandins などが挙げられます[4].

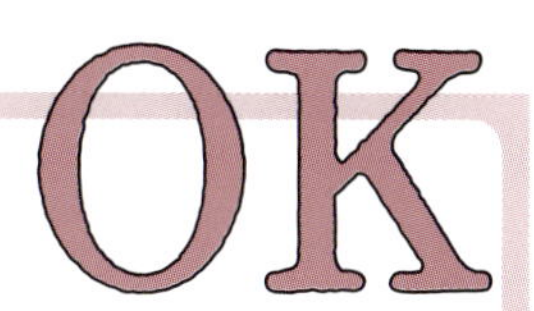

Box 4-4

指導医 T

「ショック＋頻呼吸→敗血症性ショックを考慮する：脱水のみに頻呼吸なし！」
「軟部組織感染症で水泡・握雪感＋
　→ Necrotizing soft-tissue infection
　→ 抗菌薬の迅速投与＋外科コンサルト！」

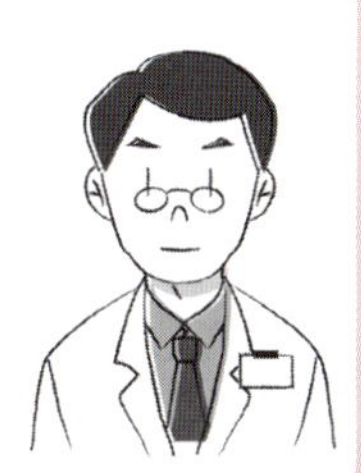

A．敗血症（壊死性筋膜炎）：抗菌薬投与に加え，緊急で外科的デブリドメント施行．

Tips 6　脱水のみかた

舌を見て正常の場合 wet ですが，脱水があると，dry となり縦に筋が入っていることがあります．しかしながら，高齢者の場合，脱水無しでも口腔粘膜や舌が乾燥していることが多いので，他の部位でよく診るべきとして大事な部位は腋窩です．通常 wet ですが腋が dry だったら脱水は間違いありません．そして皮膚のツルゴールです．皮膚をつまんで離して，戻りがゆっくりだったりそのままであったりしたら脱水が著明であることを意味します．**1) 舌のしわ，2) 腋窩の乾燥，3) 皮膚のツルゴールの低下**の 3 つは診るべきでしょう．

Box 4-5

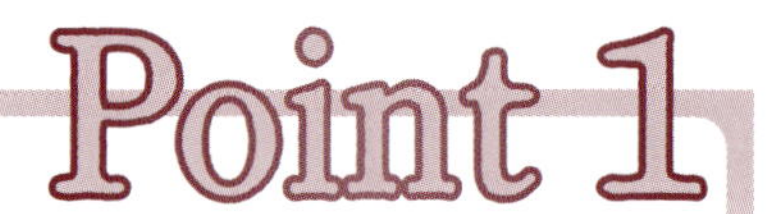

敗血症性ショック→なぜ頻呼吸？

1）敗血症による乳酸アシドーシスにより，代償性呼吸性アルカローシスを惹起．

2）敗血症で増加した血中エンドトキシンやサイトカインが呼吸中枢を刺激（SIRS）．

3）敗血症の原因が重症肺炎の場合，呼吸不全により呼吸数が増加．

・敗血症の急性期では，発熱が無い場合や低体温の場合もあるので注意！

この人は体温が正常であったのに感染症であったことです．体温はあてになりません．急性期では平熱で，あとから体温が上昇することはよくあります．

体温が上がる前に敗血症の可能性をトリアージする必要があります．高齢者では逆に敗血症で34℃くらいの低体温になる人もいます．そうするとむしろ予後も悪い．ポイントの2はBox4-6です．

Tips 7　悪寒の程度と菌血症の有無が有意に関連する

実際，我々の研究結果でも，悪寒の程度と菌血症の有無が有意に関連することが示唆されています[5]．

Box 4-6

Point 2

1）悪寒戦慄（布団＋でもブルブル＋）
→「敗血症」を示唆

2）中等度悪寒（重ね着＋でもブルブル＋）
→頻呼吸 >30 で「敗血症」を示唆

3）軽度悪寒（重ね着＋でブルブルなし）
→心拍数 <120 なら「敗血症」はなさそう…

悪寒を 3 つのレベルに分けます.「歯もがちがち」するのは悪寒戦慄です.それだけで敗血症を疑わせますので action（sepsis workup）を起こさなければいけません. 患者の寝ているベッドが震えでガタガタ動く場合も悪寒戦慄です. 悪寒戦慄は, 全身の筋肉を激しく収縮させているので, 熱を上昇させようとしている状態ですが, 体温が上がるのは震えたあとです. 早期に敗血症を捉えるためには, 悪寒戦慄があるときにとらえるべきです. 中等度悪寒の場合, 呼吸数が 30 以上のときは敗血症を考える. 軽度悪寒の場合は心拍数 120/ 分以下なら敗血症はなさそうです. ポイント 3（Box4-7）では糖尿病でリスクが高くなる重篤な感染症のリストを示しました.

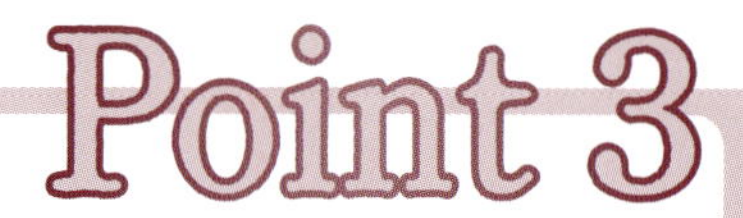

Box 4-7

糖尿病でリスクが高くなる重篤な感染症

- 軟部組織：壊死性筋膜炎
- 腎尿路：気腫性腎盂腎炎
- 胆嚢：気腫性胆嚢炎
- 骨：骨髄炎
- 関節：化膿性関節炎

Tips 8　マクロファージや好中球の機能障害による免疫能低下

マクロファージや好中球の機能障害による免疫能低下が，糖尿病患者における易感染性の主因であると考えられています[6)].

Clinical Pearls

ショック＋頻呼吸→敗血症性ショックを考慮する：脱水のみに頻呼吸なし！

■ 症例 5

Box 5-1

75 歳男性
肺癌にて緩和ケア中.
数日前より労作時呼吸困難あり.
VS：
BP 90/60　奇脈＋
HR 140　RR 32　BT 36.5
臥位で呼吸困難の増悪あり.
頸静脈怒張著明.

呼吸数が速く，心拍数も速い．これはショックバイタルです．頸静脈が怒張しているというのはいままでのパターンと違います．担当研修医のコメントをみてみましょう．(Box 5-2).

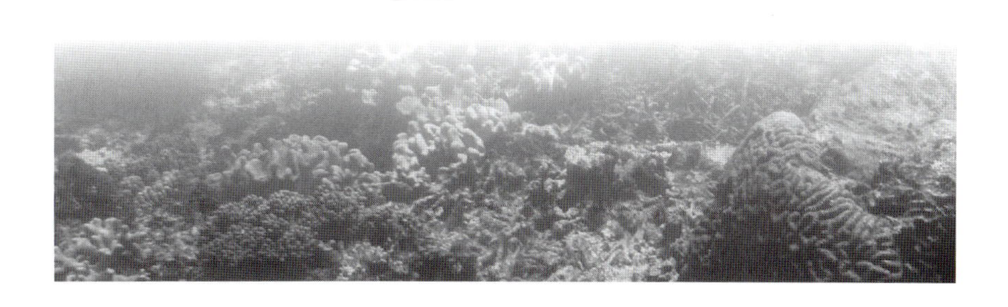

Box 5-2

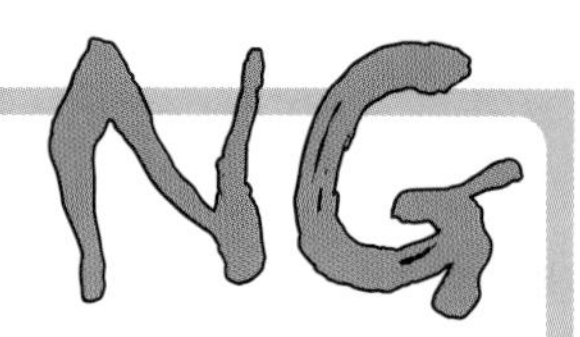

担当研修医 A

「肺癌の進行による呼吸不全であろう．血圧低下は脱水による低容量性ショックでは？」

「まずは酸素投与と輸液で様子をみてよいだろうか？」

酸素投与はすべきだと思いますが，それだけでアセスメントは OK でしょうか？頸静脈をみてみましょう．（Box 5-3）外頸静脈です．座位でこのように頸静脈が怒張しているということは，明らかに静脈圧は上がっていると言えます．いままでの症例のような血管内ボリュームが足りない低容量性ではないということです．そこで，この症例のポイント（Box5-4）は奇脈です．

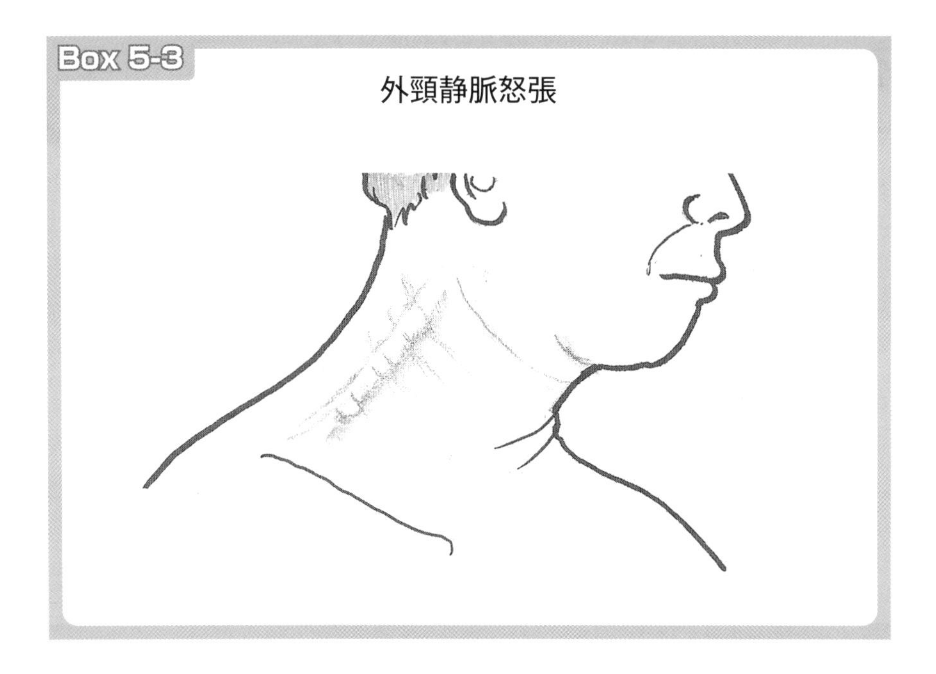

Box 5-3
外頸静脈怒張

Tips 9　心タンポナーデ患者には、奇脈にて評価すべし

JAMA の最近における Rational Clinical Examination では，心タンポナーデ患者には呼吸困難，頻脈，静脈圧上昇や胸部Ｘ線写真上心拡大が無い場合もあるので，奇脈にて評価すべしとしています[7].

Box 5-4 Point！

動脈圧波形の異常

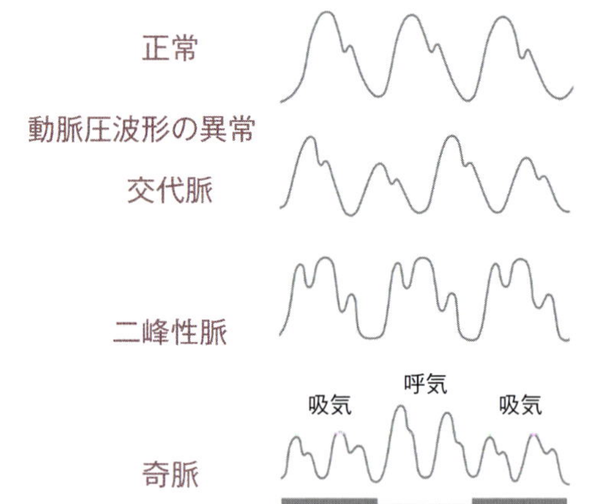

奇脈

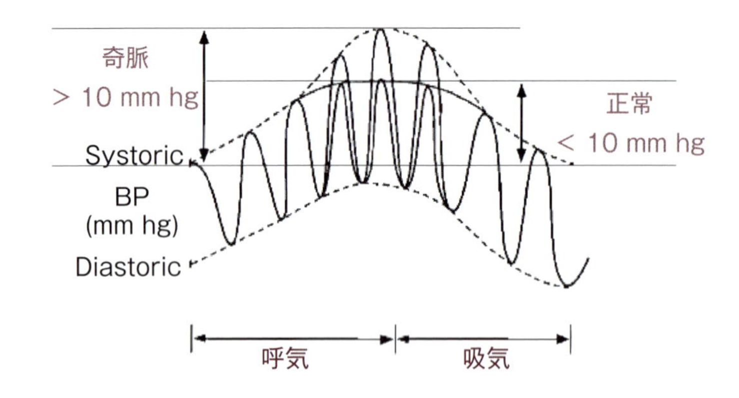

Box 5-5

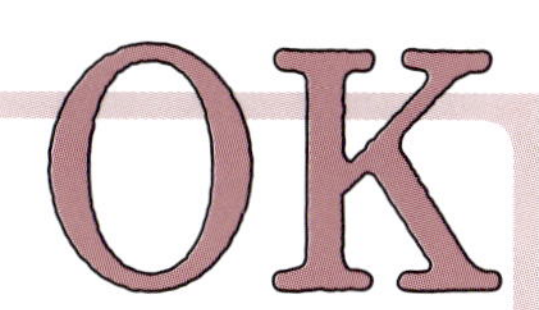

指導医 T

「脱水（低容量）では頸静脈は怒張しない」
「奇脈（ 吸気時 10mmHg 以上の SBP 低下）
→心タンポナーデ，重症喘息などを考慮」

A．心タンポナーデ（癌の心膜浸潤）：緊急で心嚢ドレナージを施行，症状軽快．

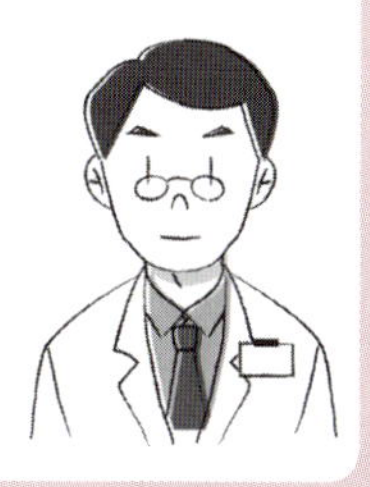

奇脈とは何かを教科書に戻ってみてみましょう．動脈圧波形は一定のボリウムがありますが，奇脈では吸気と呼気で血圧が大きく変わります．吸気時に収縮期血圧が下がります．収縮期血圧が山の頂点で，拡張期血圧は谷底です．吸気時に血圧が低くなり呼気時に高くなります．もう少し詳しく見てみますと（Box 5-4），実線の正常パターンでも，実際は呼気に比べて吸気は下がっていますが，下がり方が 10mmHg 以下です．ところが奇脈は，吸気時の血圧の下がり方が，10mmHg を超えて大きい．指導医のコメントを見てみましょう．（ Box 5-5）奇脈をみたら心臓か肺の疾患を考えなければいけません．この方は肺癌の患者ですが，肺癌の場合，癌が心外膜に浸潤して，そこに炎症を起して液体がたまる．そこで心臓がうまく拡張できなくなる状態となります，つまり心タンポナーデでした．緊急で心エコー検査を行い，心嚢ドレナージを行いました．奇脈を発見した人は 100 年近く前の医師で，その頃は聴診器も血圧計も心電図モニターもない時代でした．心臓が動いているかどうかの判断をどのようにしたのでしょうか？もっとも直接的なのは，心臓を触ってみることです．心臓を触れることができる部位としては，心尖部があります．心尖拍動と

いって，そこに手のひらを当てることにより，心臓が動いているということがわかります．心尖拍動の正常の位置は，胸骨中線から10㎝以内ですから，10㎝以上だと心臓が大きい（心肥大）可能性があります．

奇脈を見つけた人はどうして見つけたかというと，まず心尖拍動で心臓の動きを確認しながら，橈骨動脈を一緒に触れたのです．通常心尖拍動と橈骨動脈は同じリズムで動きます．ところが奇脈の患者は息を吸ったときに橈骨動脈の脈が消失したのです．奇妙ですね．そのために奇脈と呼ばれたのだそうです．

正確に奇脈を測定する場合には，血圧計で吸気時と呼気時に収縮期血圧がどのくらい下がるか，コロトコフ第1音が最初聞こえますが，吸気時と呼気時にその高さが変わるかどうか，その幅を測定すればいいのです．心タンポナーデなど患者の診察では，心電図モニターがない場合，心尖拍動と橈骨動脈の脈を診ます．心電図モニターがある場合，橈骨動脈を触れるだけでいいのです．Pulse 140 という患者が来て，心タンポナーデや喘息の重症発作を疑う根拠として，心臓は正しく動いているのに吸気時に橈骨動脈の脈が弱くなっていることです．奇脈はこれで分かります．

Clinical Pearls

脱水（低容量）では頸静脈は怒張しない，奇脈（吸気時に10mmHg 以上の SBP 低下）→心タンポナーデ，重症喘息

■ 症例 6

Box 6-1

70 歳女性
数日前に自宅で転倒し入院.
左大腿骨頸部骨折にて手術施行.
今朝より新たに呼吸困難が出現.
VS：
BP 90/60　HR 130　RR 35　BT 37.5
体位で呼吸困難変わらず．頸静脈怒張＋
心音で P2 成分の亢進あり.
胸部単純 X 線写真で明らかな異常なし.

体位で呼吸の苦しさが変わらないのですが，これは何を意味しているのでしょうか？座位で呼吸はあまり変わらなくて，臥位になると呼吸が苦しくなる，こういうのを何呼吸というのでしょうか？こういうのを起座呼吸といいます．呼吸が苦しいので起座になる．よくある病気としては心不全なのですが，呼吸器疾患でも喘息などがこのような体位をとります．ここで起座呼吸でも２つのパターンがあり，心臓の場合，起座の角度が後方に倒れ，逆に呼吸不全型の場合，喘息や肺気腫ではやや前傾となります．呼吸困難の患者で起座呼吸をみたらどれくらいの角度かを診ましょう．次に心音を聴取すると P2 成分という肺動脈成分がよく聞こえる．通常２音肺動脈成分がよく聞こえるのは胸骨の左縁です．肺動脈弁成分の聴診は胸骨左縁，第２あるいは第３肋間でよく聞こえますから，そこに当てるのです.

Box 6-2

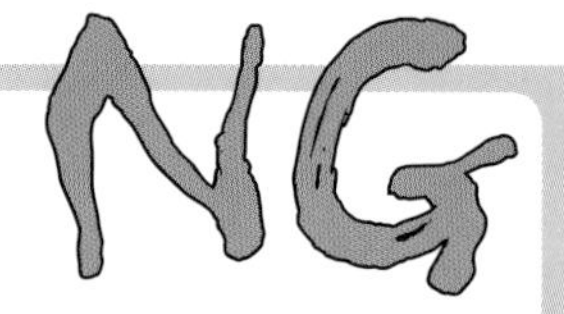

担当研修医 B

「術後肺炎による呼吸不全であろう．血圧低下は脱水による低容量性ショックでは．」
「まずは酸素投与と抗菌薬，輸液で様子をみてよいだろうか？」

Box 6-3

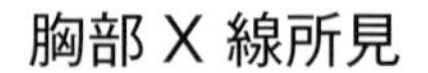
胸部 X 線所見

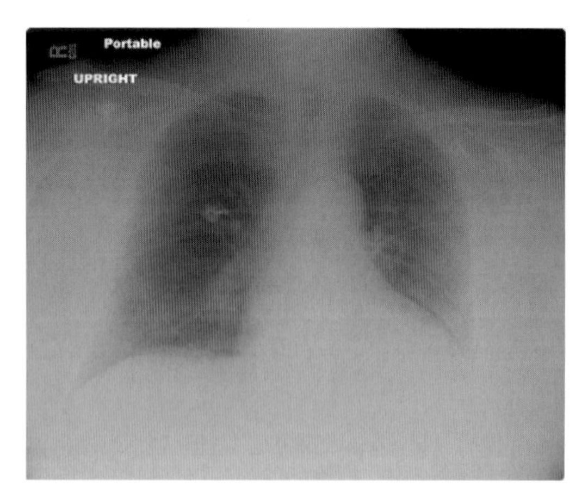

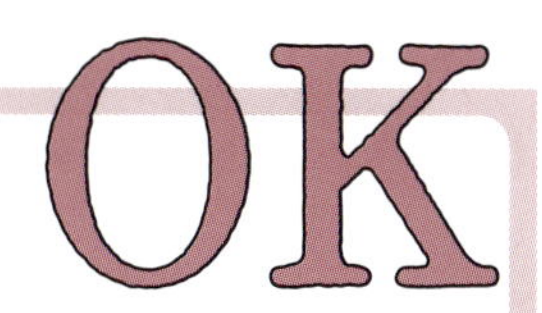

Box 6-4

指導医 T

「脱水（低容量）では頸静脈は怒張しない」
「術後呼吸困難も胸部 X 線正常→肺塞栓を考慮」
「高度の肺動脈圧上昇で P2 亢進あり」
「閉塞性ショック（重症肺塞栓など）→頸静脈怒張」

A．肺塞栓症（術後）：緊急造影 CT で診断．
抗凝固療法を施行し症状軽快．

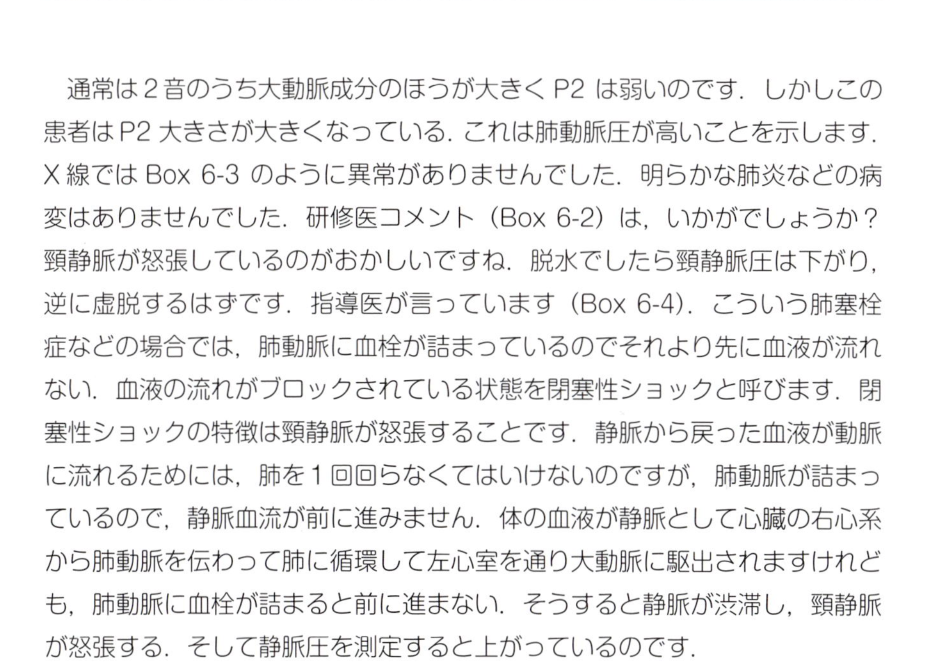

通常は 2 音のうち大動脈成分のほうが大きく P2 は弱いのです．しかしこの患者は P2 大きさが大きくなっている．これは肺動脈圧が高いことを示します．X 線では Box 6-3 のように異常がありませんでした．明らかな肺炎などの病変はありませんでした．研修医コメント（Box 6-2）は，いかがでしょうか？頸静脈が怒張しているのがおかしいですね．脱水でしたら頸静脈圧は下がり，逆に虚脱するはずです．指導医が言っています（Box 6-4）．こういう肺塞栓症などの場合では，肺動脈に血栓が詰まっているのでそれより先に血液が流れない．血液の流れがブロックされている状態を閉塞性ショックと呼びます．閉塞性ショックの特徴は頸静脈が怒張することです．静脈から戻った血液が動脈に流れるためには，肺を 1 回回らなくてはいけないのですが，肺動脈が詰まっているので，静脈血流が前に進みません．体の血液が静脈として心臓の右心系から肺動脈を伝わって肺に循環して左心室を通り大動脈に駆出されますけれども，肺動脈に血栓が詰まると前に進まない．そうすると静脈が渋滞し，頸静脈が怒張する．そして静脈圧を測定すると上がっているのです．

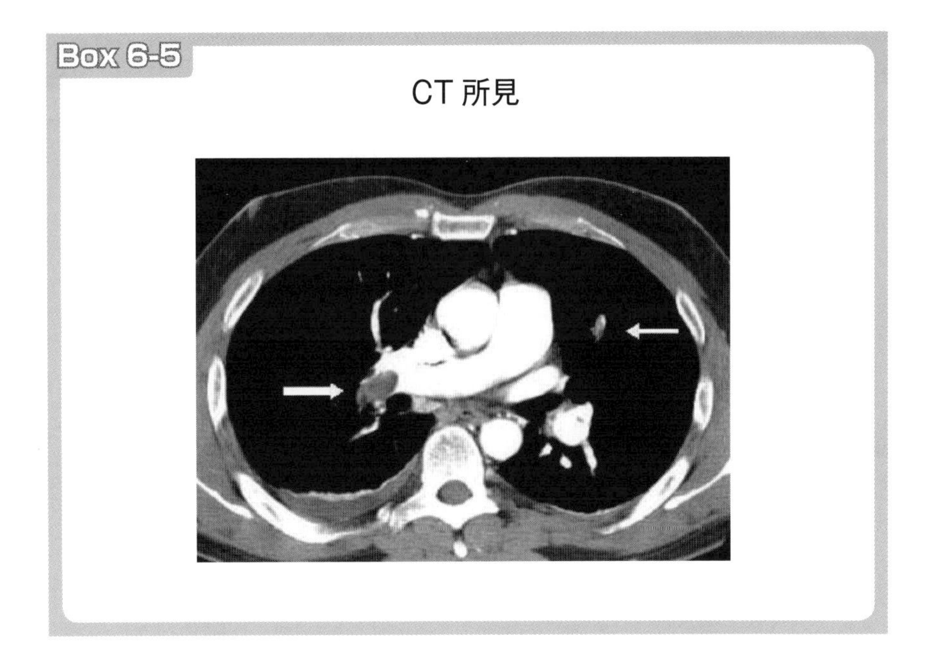

CT を診ると（Box 6-5），右の肺動脈に大きな血栓が一つ，左の細いところにもうひとつ詰まっています．これは単純 X 線では見つかりません．ポイントは Box 6-6 のように閉塞性ショックというショックのタイプです．

Tips 10　閉塞性ショックの補助診断として有用なツールがベッドサイド超音波機器

閉塞性ショックの補助診断として有用なツールがベッドサイド超音波機器であり，これを利用することによって，緊張性気胸，心タンポナーデ，そして重症肺塞栓などが早期に診断されるようになっており，より早期の治療的介入が可能となりました[8)].

Box 6-6

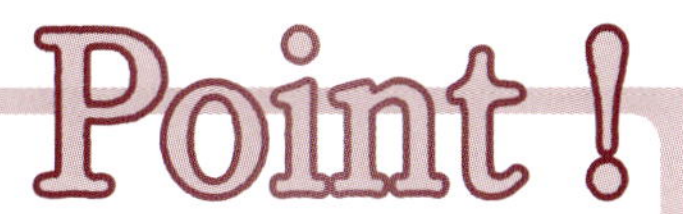

閉塞性ショックの３大疾患

・心タンポナーデ
・重症肺塞栓
・緊張性気胸

奇脈を来す心タンポナーデも閉塞性ショックを来します．心臓が拡張できないから静脈系に血液がたまってくる．さらにこの症例のような重症肺塞栓，もう一つは緊張性気胸です．肺がパンクして，空気が胸腔内にもれて胸腔内圧が上がると大静脈から胸腔内に戻る血液の流れがブロックされるので緊張性気胸が起こり，血圧が下がり閉塞性ショックとなります．

Clinical Pearls

閉塞性ショック（心タンポナーデ・重症肺塞栓・緊張性気胸）→頸静脈怒張

■ 症例 7

Box 7-1

45 歳男性
２型糖尿病で外来通院中.
インスリン自己注射＋　喫煙歴＋
病院窓口にて，顔色が悪く，突然倒れた.
VS：
BP 85/70　HR 140　RR 20　BT 35.5
意識レベル JCS: III-100　冷汗＋
頸静脈圧 12㎝（胸骨角より 7㎝）

JCS-100 ですから痛み刺激に反応していますね．研修医のコメントは Box 7-2 です．血圧が低いのですが，収縮期と拡張期が非常に接近しています．こういうのを脈圧が小さいといいます．通常，インスリン注射による低血糖で血圧は下がりません．このような患者の病態は「低血圧で脈圧も小さい」といいます．脈圧が収縮期血圧の２５％未満であるとき，低心駆出量を意味します．糖尿病患者で冷や汗をかいている場合は低血糖だけでなく，心筋梗塞も考えないといけません．指導医のコメントは Box 7-3 のとおりです．

Box 7-2

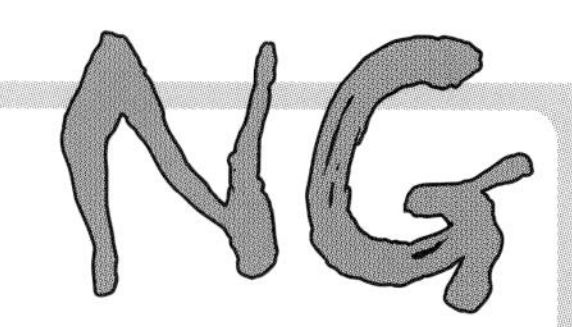

担当研修医 A

「インスリン使用による低血糖か.
冷汗は低血糖によるものだろう.」

「まずは簡易血糖チェックを行い,
ブドウ糖の投与準備をしてみよう.」

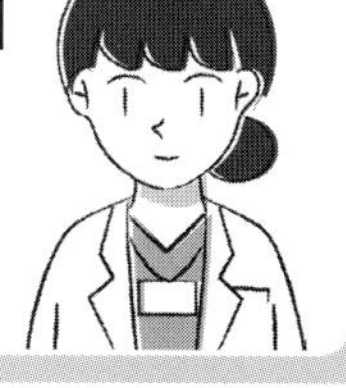

Tips 11　低血糖では交感神経活動が亢進し，アルファとベータ受容体の両方が刺激される

低血糖では交感神経活動が亢進し，アルファとベータ受容体の両方が刺激されます．ベータ１受容体刺激によって頻脈が惹起されますが，アルファ１受容体刺激によって血管収縮がおこり，ベータ２受容体刺激に伴う血管拡張作用が相殺されます[9)].

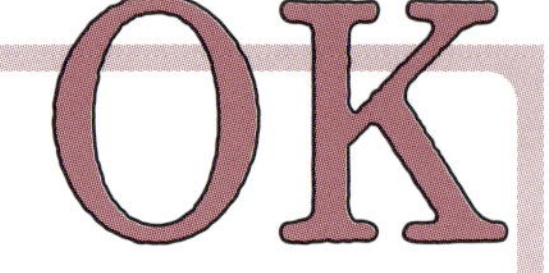

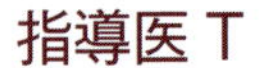

指導医 T

「インスリンによる低血糖にショックなし！」

「低血圧＋脈圧が小

（１５：脈圧＜ SBP の 25%）

→低心駆出量 low stroke volume」

「DM で冷汗→低血糖だけでなく MI も考えよ」

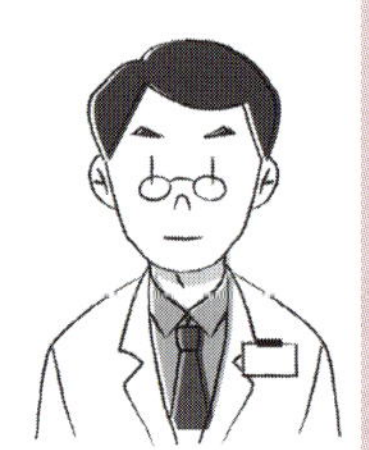

A．急性心筋梗塞による心原性ショック：心電図上前胸部誘導広範囲で ST 上昇あり．緊急 PCI 等の治療を行い軽快した．

低血糖では交感神経の活動が亢進しますので，インスリンに対抗するために，血中にカテコラミン（アドレナリン）がたくさん出てきます．そうすると脈が速くなり，血圧も上がります．ですからこの症例のバイタルサインとは合わないことになります．このようにショックの鑑別診断の４つ目として，心原性ショックがあります．ポンプ機能が悪いので，静脈がうっ滞し頸静脈圧は上昇します．心原性ショックを疑ったときは脈圧をみたほうがよいということになります．簡単な引き算（SBP － DBP）をして収縮期血圧の 25%以下であるかどうかをみて下さい（Box 7-4）.

Box 7-4 **Point 1**

・低血糖では交感神経活動亢進＋
（カテコラミン＝インスリン拮抗ホルモン）
　→頻脈＋　血圧はむしろ上昇
・心原性ショック（心筋梗塞・重症心不全）
　→頸静脈は怒張
・脈圧＝SBP － DBP（心臓の駆出量を反映）

低血糖にはインスリンか薬剤性かいろいろあります．原因によってバイタルサインがいろいろなパターンを示すので注意が必要です．一口に低血糖といっても，様々な原因疾患があります．（Box 7-5）

Tips 12　アルコール性ケトアシドーシスは，頻脈と頻呼吸以外に，腹痛を呈する

アルコール性ケトアシドーシスは，頻脈と頻呼吸以外に，腹痛を呈することがあります．身体所見では右上腹部の著明な圧痛を認めることがあり，急激な肝臓腫脹による肝被膜伸展によるものと考えられます．アルコール性ケトアシドーシスはまた，さまざまな合併症を併発することが多く，特に肝不全，消化管出血，乳酸アシドーシス，急性膵炎，Wernicke 脳症，横紋筋融解症，脚気，心不全などに注意すべきです[10]．

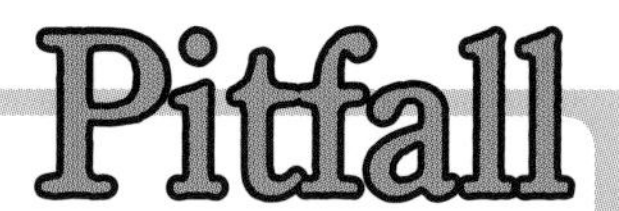

Box 7-5

低血糖の鑑別診断

- 頻脈＋血圧上昇→
  インスリンや経口糖尿病薬（SU 剤など）による薬剤性低血糖
- 頻脈＋血圧低下→
  1. 副腎不全
  2. 敗血症
  3. 末期肝不全・末期腎不全
- 頻脈＋頻呼吸＋血圧正常→
  アルコール性ケトアシドーシス

糖尿病性ケトアシドーシスと違ってアルコール性ケトアシドーシスは血糖が下がりますのでお酒のみの人が低血糖で来たら，アルコール性のケトアシドーシスの可能性を，とくに呼吸が速い場合は考えたいと思います．

いままでの症例は全部ショックバイタルだったのですが，もう一度復習してみましょう（Box 7-6）．

Box 7-6　**Point 2**

ショックの鑑別診断

低容量性ショック

→重症脱水，大量出血

血管拡張性ショック

→敗血症，アナフィラキシー，神経原性

心原性ショック

→重症心不全，急性心筋梗塞

閉塞性ショック

→重症肺塞栓，緊張性気胸，心タンポナーデ

Tips 13　ショック患者は早期診断が重要

ショック患者の診療で重要な点として，ショックの鑑別に加えて，その早期診断が挙げられます．とくに，バイタルサインのモニタリングにおいて，ＳＢＰとＨＲが交差逆転するポイント（バイタルの逆転と呼ぶ）は重要な所見であり，プレ・ショックへの状態のことがあります[11]．

Box7-6 の４つが大きなカテゴリーです．静脈圧による鑑別では，低容量性とか血管拡張性のショックの場合静脈圧は下がり，心原性や閉塞性の場合は静脈圧は上がります．

Clinical Pearls

低血圧＋ 脈圧が小（ 脈圧＜ SBP の 25%）→ 低心駆出量 low stroke volume，DM で冷汗→低血糖だけでなく MI も考えよ

■ 症例 8a

Box 8a-1

45 歳女性
僧帽弁狭窄症 (Mitral Stenosis,MS) にて外来通院していた.
数日前より風邪症状＋
その後，動悸，労作時呼吸困難あり.
呼吸困難が増悪するため救急室来院.
VS：
BP 120/90 PR 120（リズム不整）
RR 28　BT 36.2
聴診上 両肺野に Holo-inspiratory Crackle ＋

ポイントは脈拍におけるリズムの不整です．呼吸音での Crackle とはプチ・プチ音ですね．血圧計のマンシェットをはがすときの音に近いです．それが呼吸のどのフェーズで聞こえるかが重要です．吸気と呼気があって，臨床的に通常問題になる crackle は吸気に聞こえます．Holo-inspiratory とは吸気全体に及んで crackle が聞こえる種類のものです．研修医のコメントを見てみましょう（Box 8a-2）.

Box 8a-2 NG

担当研修医 B

「風邪による心不全増悪だろう．胸部 X 線をオーダーする.」

「まずは利尿剤投与を行い，軽快したら翌朝帰宅させたい・・・」

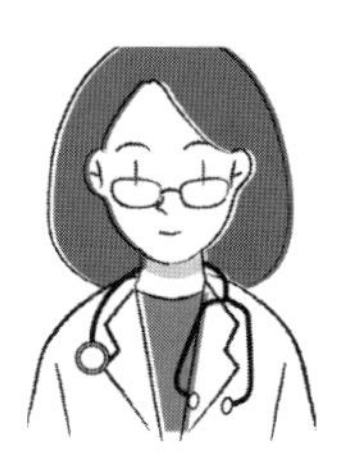

このアセスメントは半分は正しいと思います．吸気全体で聞かれる crackle が両肺にある場合，心不全などによる肺水腫を考えます．ただ後半部分の判断はどうでしょうか．軽快したら帰宅と言うところが問題です．PR が 120 でリズム不整とありますが，PR というのは橈骨動脈で測っているので，これが問題です．指導医のコメントを見てみましょう（Box 8a-3）．ここで問題になるのは，脈拍数と心拍数が一致していないことです．これらに格差がある場合，「脈格差」といいます．心房細動の患者では心拍数を心音聴取か心電図モニターで調べないといけません．この症例は僧帽弁狭窄症＋心房細動の症例ですが，心房細動のときにどうして脈格差が出てくるかについては，Box 8a-4 をご覧ください.

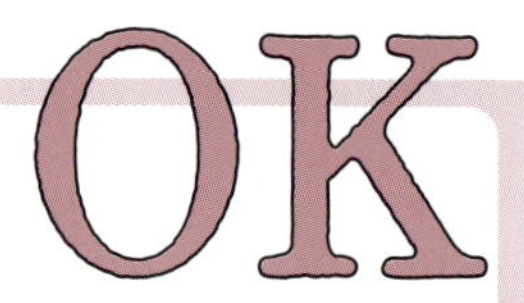

Box 8a-3

指導医 T

「頻脈性心房細動では脈格差（HR − PR）あり
→脈格差がある場合はHR 評価がよい心音か心
電図モニター)」

A．MS with AF Tachycardia による心不全：
HR 160（不整） PR 120
(脈格差 =160 − 120=40)
CCU 入院にて治療を行い軽快した.

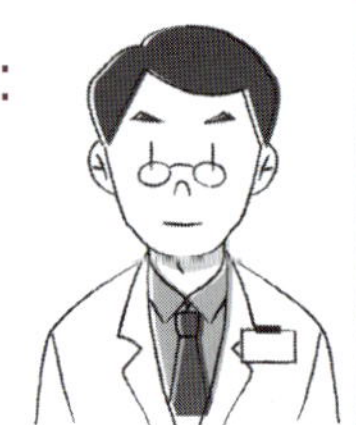

Tips 14　僧帽弁狭窄症

リウマチ熱の発症の低下によって，僧帽弁狭窄症患者は我が国ではかなり減少していますが，アジアやアフリカなどではいまだ多くの僧帽弁狭窄症患者が治療の機会を得ずに放置されています．国際医療の現場で診療する機会をこれから持つ若い医師がいきなり海外で僧帽弁狭窄症に遭遇する可能性は大いにあるといえるでしょう[12].

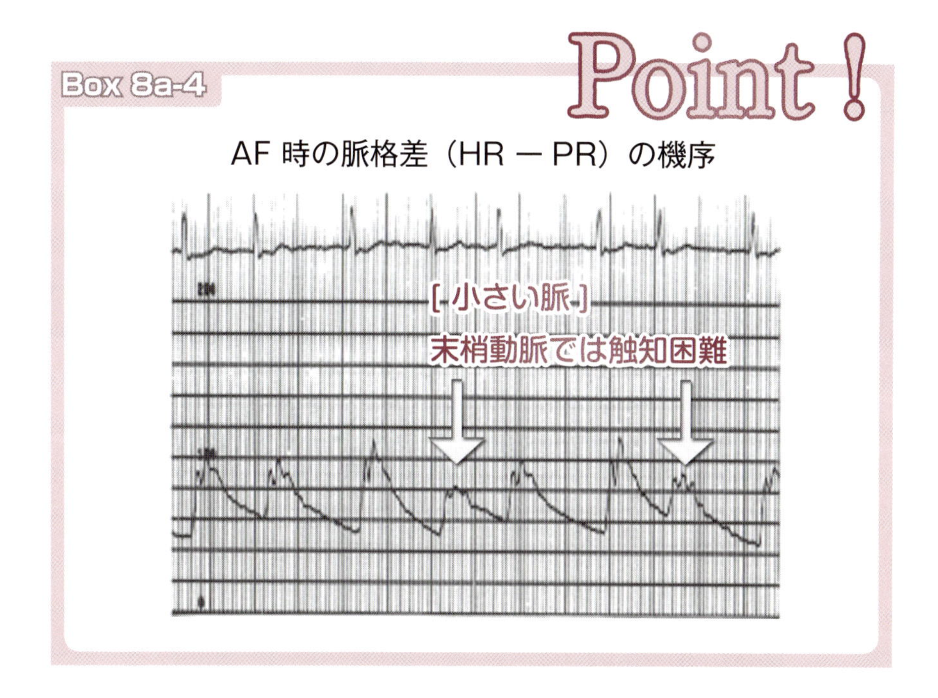

このように乱れた脈が心房細動の特徴ですが，心拍が乱れると血圧のボリュームが心拍ごとに変化して，小さい圧の心駆出量が出てきます．こういう小さい脈は末梢の橈骨動脈まで到達しません．あまりにも弱いので途中で消えてしまいます．したがって心房細動の患者では橈骨動脈だけで評価すると危険であるということになります．

Clinical Pearls

頻脈性心房細動では脈格差（HR − PR）あり →脈格差がある場合は HR 評価をすべき（心音聴取か心電図モニター）

■ 症例 8b

Box 8b-1

35 歳女性
数ヶ月前より動悸あり.
最近，手の振るえを自覚.
食欲旺盛なるも体重減少あり（3ヶ月で7キロ).
動悸がひどくなり救急室来院．前頸部腫脹あり.
VS：
BP 170/50　HR 160（不整）　PR 120
(脈格差＝160 － 120＝40)　RR 18　BT 37.2
アセスメントは？

症例 8a で勉強した研修医は pulse が 120 で不整だから，心房細動があるだろうと考えて心拍数を測定しました．この患者も同じように脈格差が 40 あります．首を見ると甲状腺が腫大しています (Box 8b-2)．甲状腺機能亢進症の患者の訴えで多いのは Box 8b-3 のとおりです.

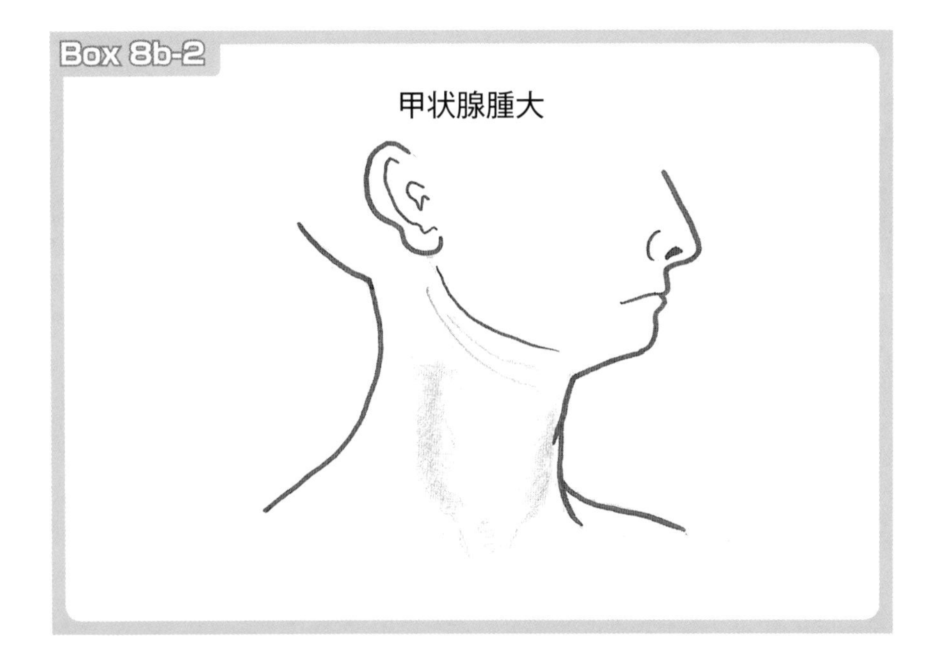

Tips 15 甲状腺機能亢進症で頻脈性心房細動を呈する患者→心拡大の有無をかならずチェック

甲状腺機能亢進症で頻脈性心房細動を呈する患者では，心拡大の有無をかならずチェックすべきです．すなわち，心拡大がある場合には，甲状腺中毒性心筋症 thyrotoxic cardiomyopathy を来している可能性があり，その場合にはプロプラノロールのようなベータ遮断剤を投与すると心原性ショック状態に陥る危険性があります．甲状腺中毒性心筋症で頻脈性心房細動を呈する患者では，ジゴキシンやジルチアゼムなどを使用するほうが賢明です[13]．

Box 8b-3

甲状腺機能亢進症

動悸
振戦
体重減少
前頸部腫脹
心房細動
（HR － PR＝脈格差に注意）

繰り返しますが，心房細動で脈が速い人がきたら，聴診で心拍数を測定しなければなりません．脈拍測定では重症度を過小評価してしまいます．実際に心臓が何回動いているかが心拍数です．通常のリズムであれば脈格差はありませんが，心房細動で脈が速くなった場合は，脈格差が出てきますので注意しなければいけません．実際，心房細動で脈が速い場合は，心拍数に基づいて治療します．ここで，食欲旺盛なるも体重減少をきたす場合の鑑別診断をご覧ください（Box 8b-4））．

Box 8b-4

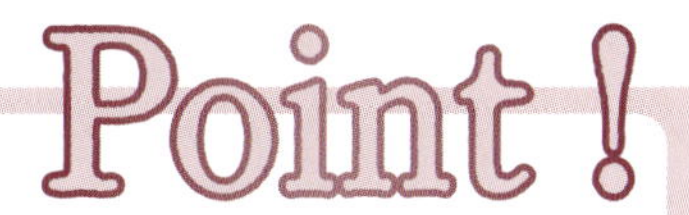

食欲旺盛なるも体重減少：鑑別診断

甲状腺機能亢進症
糖尿病
　吸収不良症候群
　寄生虫
薬剤（やせ薬・覚醒剤など）

Tips 16　腸管内寄生虫疾患→糞線虫症の合併

最近はまれではありますが，ときに腸管内寄生虫疾患の患者の報告例があり，代表的なものとして，ランブル鞭毛虫 Giardia lamblia，ズビニ鉤虫 Ancylostoma duodenale，赤痢アメーバ Entamoeba histolytica，そして糞線虫 Strongyloides stercoralis などが散発的に確認されています[14].

我が国では沖縄地域で，ＨＴＬＶ－１キャリアの人に糞線虫症の合併率が多く認められます[15].

糖尿病の場合，血糖コントロールが非常に悪いと浸透圧利尿作用で体重が落ちます．血糖が 300mg/dL を超えると脱水となり体重は落ちます．そのほか Box8b-4 のような疾患を考えます．

Clinical Pearls

心房細動で脈が速い人がきたら，心拍数を測定しなければならない．脈拍数では重症度を過小評価してしまう．

ここが大事

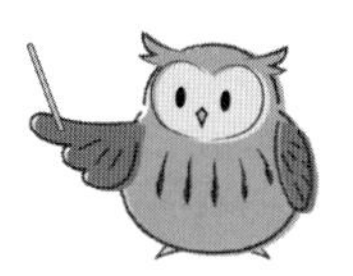

バイタルの逆転 (SBP < PR)

収縮期血圧値が脈拍数を下まわことを「バイタルの逆転」といい，患者がショック（またはプレショック）であることを意味します．この臨床上の必殺技とも言えるサインは，Shock index(ショック指数)から生まれています．

Shock index は1967年にAllgöwer とBurriが提唱したショックの評価指標で，以下の通りに示されます．出血性ショックの評価としての見方が強いですが，敗血症性ショックや虚血性心疾患，肺塞栓症などでも有用です．

Shock index (SI) = 脈拍 / 収縮期血圧 (PR/SBP)

1) SI = 0.5-0.7　正常
　　0.7以上　ショックを考慮
　　1.0以上　ショックや緊急を要する事態を示唆

2) 出血性ショック時の推定出血量として用いる：
　SI = 1.0: 約750-1500mL　の出血(全血液量の15-30%)
　　1.5: 約1500mL-2000mL の出血(全血液量の30-40%)
　　2.0: 約2000mL以上　の出血(全血液量の40%以上)
　※ 妊婦　SI=1.0: 1500mL，1.5: 約2500mL

3) 修正ショック指数(modified shock index)というものもあります．これは，脈拍 / 平均動脈圧 (=PR/MAP)によって求められます．SIよりも予後予測が優れているとされます．

以上の症例は，ショックバイタルサインの例でしたが，これからはショック患者以外における診療の症例を提示します．

第３章

バイタル & ビヨンド

Blood pressure is a silent killer; always keep an eye on it.
– Unknown

血圧は沈黙の殺人者だ；いつも目が離せない.
（作者不明）

バイタルサインの診かた

下記にパールズをまとめました.

症例 9a　体温が摂氏 1 度（℃）上昇毎に心拍数が 20/ 分以上増加する場合
→細菌感染症の可能性大（デルタ心拍数 20 ルール）

症例 9b　熱は重症度の評価には使えない．迷ったらデルタ心拍数を計算！

症例 10a　Kussmaul 呼吸→ DKA のみならず.

症例 10b　呼気尿臭＋，羽ばたき振戦＋　→尿毒症を考える

症例 11　上腹部痛＋頻呼吸（上腹部痛が主訴，しかし頻呼吸 >30/ 分あり）
→胸腔内疾患（胸膜炎・肺塞栓など）も考える.

症例 12　脳梗塞のみにショックなし！→他の要因も考える.

症例 13　頭部外傷のみにしては血圧が低い→内臓損傷
（肝損傷，脾損傷，大動脈損傷，腎損傷）や骨盤骨折なども考える.

症例 14　熱帯魚摂取後に徐脈・下痢・しびれ →シガテラ中毒を考える.

■ 症例 9a

Box 9a-1

90 歳女性
認知症で寝たきり．家族により介護.
数日前より微熱，咳，黄色痰＋
訪問診療チームへ連絡あり.
VS：
　BP 140/80 HR 130 RR 20 BT 37.5
　（普段の VS：HR 70 BT 35.5）
聴診上　肺野に Crackle 聴取せず
簡易 CRP 検査にて CRP 2.5 mg/dL

心不全以外に crackle が聞かれる病態としては，肺炎があります．CRP は低めなので，同行した研修医は Box 9a-2 のように考えました．これでいいでしょうか？指導医のコメント（Box 9a-3）を見ると，この患者ではベースラインの心拍数と体温を比較していきますと, HR が 60 上昇し, 体温は 2℃上がっています．商をとると 60 ÷ 2 = 30 です．病院へ紹介すると肺炎がみつかり結局入院となりました．ポイントは Box 9a-4 の通りです．GPDC とはグラム陽性双球菌 (Gram positive *diplococcus*) のことを指します．

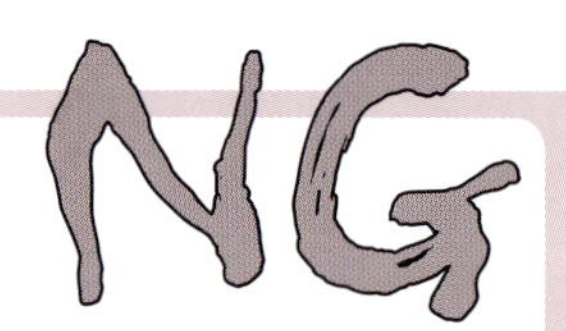

Box 9a - 2

担当研修医 A

「微熱で CRP は低めだし，風邪だろう.」

「まずは風邪薬の投与にて自宅で様子をみたいと思う.」

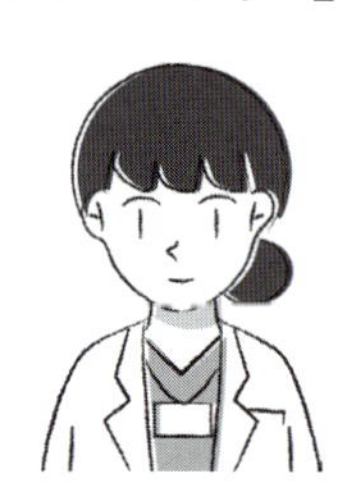

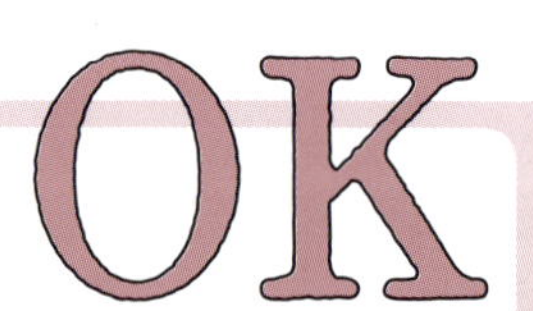

Box 9a - 3

指導医 T

「体温が摂氏 1 度（℃）上昇毎に心拍数が 20/ 分以上
増加する場合
→細菌感染症の可能性大」
（デルタ心拍数 20 ルール）

A．細菌性肺炎：HR60 上昇 /BT2.0 上昇＝ 30
（⊿ HR/ ⊿ BT>20）ただちに ER 紹介
痰グラム染色で GPDC ＋　ペニシリン G 開始し
入院加療で軽快した.

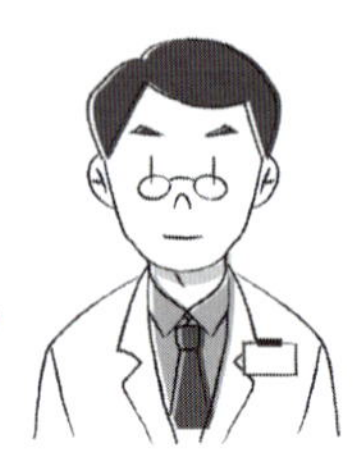

Box 9a - 4

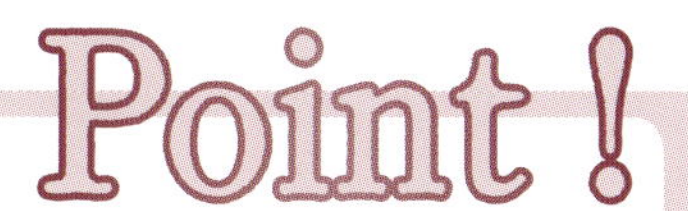

デルタ心拍数 20 ルール

⊿ HR/ ⊿ BT >20

→細菌感染症の可能性大

CRP は万能ではない

（早期には上昇せず）

Tips 1　超急性期に来院する患者には重症が多く，ＣＲＰが未上昇の場合も多い

超急性期に来院する患者には重症が多く，ＣＲＰが未上昇の場合も多く認められます．とくに，細菌性髄膜炎，壊死性軟部組織感染症，グラム陰性敗血症，肺炎球菌性肺炎などでは，急速に病態が悪化することがあるため，早急な診断と治療的介入が必須となります[1)].

単なる風邪ではデルタ心拍数はこんなに上昇しません．CRP のみで判断すると危険です．病態早期では CRP は上がりません．すなわち，熱が上がって感染が始まったという当日には CRP は上昇期の中途といえます．CRP が上がっていないから風邪とは言えないのです．

Clinical Pearls

体温が摂氏 1 度（℃）上昇毎に心拍数が 20/ 分以上増加する場合 →細菌感染症の可能性大（デルタ心拍数 20 ルール）

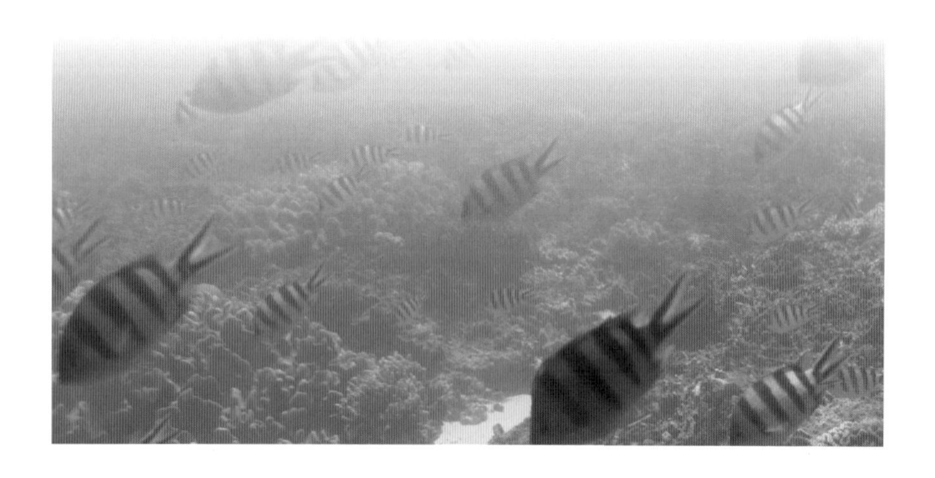

■ 症例 9b

Box 9b -1

95 歳女性
主訴：微熱
既往歴：パーキンソン症候群，尿路感染症.
数日前より 37℃台の微熱あり.
排尿困難感も自覚していた.
訪問看護チームへ連絡あり.
VS：
BP 140/80 HR 130 RR 18 BT 37.5
（普段の HR 70 RR 18 BT 35.5）
アセスメントは？

デルタ心拍数ルールの応用です．バイタルサインは症例 9a と同じです．心拍数 70，呼吸 18，体温が 35.5℃がベースラインであり，普段の訪問診療でのバイタルサインです．体温の上昇に比べて心拍数の上昇が激しいですね．(Box 9b-2)

Box 2b-2

A．細菌性尿路感染症
（HR 60 上昇 / BT 2.0 上昇 =30
> 20 ⊿ HR/ ⊿ BT）
B/C・U/C より *E.coli* が検出された．

摂氏 1℃上昇毎に 20/ 分以上増える場合
→細菌感染症の可能性を示唆

Tips 2 ショックバイタルに陥るような尿路感染症

尿路感染症では単純性の腎盂腎炎と結石による尿路系通過障害を伴う複雑性尿路感染症がありますが，高齢者の尿路感染症では複雑性の割合が高いので注意を要します．ショックバイタルに陥るような尿路感染症では尿路系通過障害などを考慮して造影 CT などの診断的検査を追加する必要があります[2)]．

これは細菌感染症が疑われます．実際，救急センターに紹介し入院後に調べると血液培養と尿培養より大腸菌が検出されました．この症例をもう一度振り返ると，微熱ですから様子を見たくなりますね．膀胱炎じゃないか，と．ところが膀胱炎でこんなに脈が速くなるだろうか？心拍数は怖いですね．熱は重症度の評価には使えないのです．むしろ重症度に使われるのは，心拍数や呼吸数です．膀胱炎か腎盂腎炎かの識別ですけれども，迷ったらデルタ心拍数を計算する．風邪か肺炎か迷ったらデルタ心拍数を診る．体温は普段の体温からどのくらい上がっているかが大事です．普段の体温や心拍数が分からないときどうするか？その場合は，36.0℃，心拍数は70にしておいて，計算をしておくとよいでしょう．日野原重明先生もよく言われています，「普段の体温を覚えておきなさい」と．訪問診療の時には普段の体温は必ずチェックしておきたいものです．

Clinical Pearls

熱は重症度の評価には使えない．迷ったらデルタ心拍数を計算！

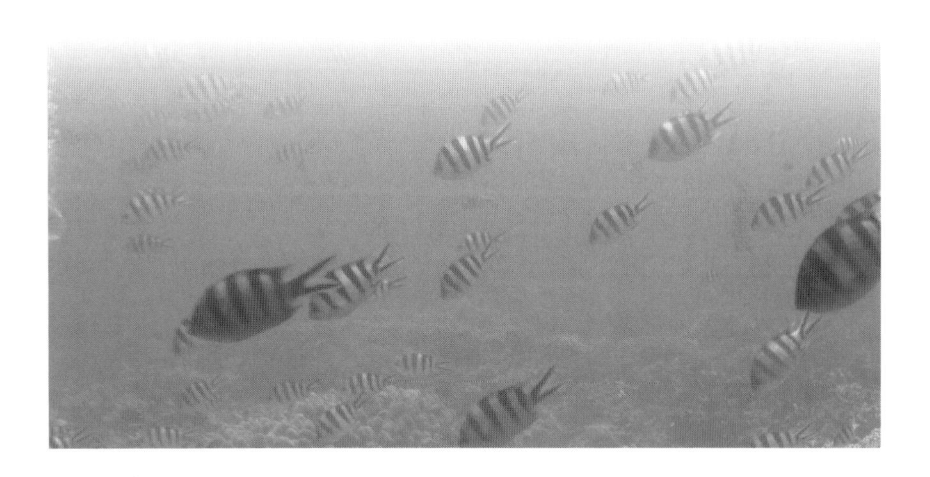

■ 症例 10a

Box 10a-1

60 歳男性
糖尿病・慢性腎臓病あり．
数日前より気分不良，食欲低下，悪心あり
昨日より見当識障害（I-3）．ER 受診．
VS：
BP 140/90 HR 130 RR 34 BT 36.8
深くてはやい（Kussmaul）呼吸＋　尿臭＋
羽ばたき振戦＋
簡易血糖チェック 250mg/dL

ここでの特徴は Kussmaul 呼吸です．（Box10a-2）

Tips 3 Kussmaul 呼吸が認められるのは必ずしも DKA（糖尿病性ケトアシドーシス）のみならず

糖尿病性ケトアシドーシス（DKA）の定義は，血糖≧ 250 mg/dL，HCO_3≦ 15mEq/L，血中ケトン陽性の 3 つを満たすものですが，満たさなくとも病態として近ければプレ DKA として DKA に準じた治療を行うべきです．ただし，「Kussmaul 呼吸が認められるのは必ずしも DKA のみならず」という事実をおさえることが重要です[3)]．

Box 10a -2

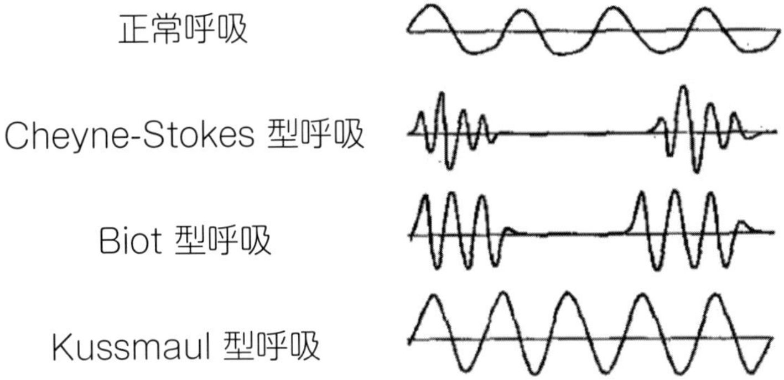

正常呼吸

Cheyne-Stokes 型呼吸

Biot 型呼吸

Kussmaul 型呼吸

Box 10a -3

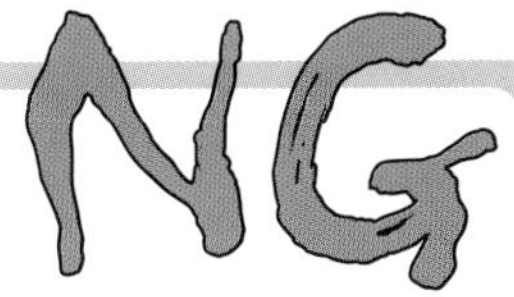

NG

担当研修医 B

「Kussmaul 呼吸があって血糖は高めだし，糖尿病性ケトアシドーシスだろう. 血液生化学検査をオーダーする.」

「まずはインスリン投与と生理食塩水の輸液で様子をみたいと思う.」

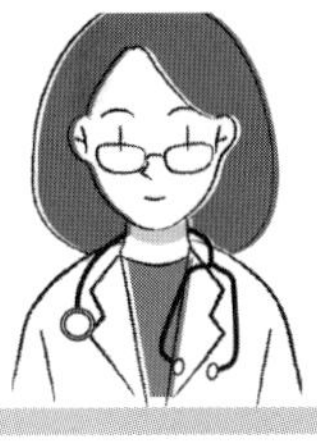

Box 10a -4

OK

指導医 T

「Kussmaul 呼吸→ DKA のみならず」
「呼気尿臭＋，羽ばたき振戦＋
　→尿毒症を考える」

A．尿毒症（慢性腎不全）：血中ケトン陰性.
BUN 110　Cr10　K5.0
緊急透析で軽快した.

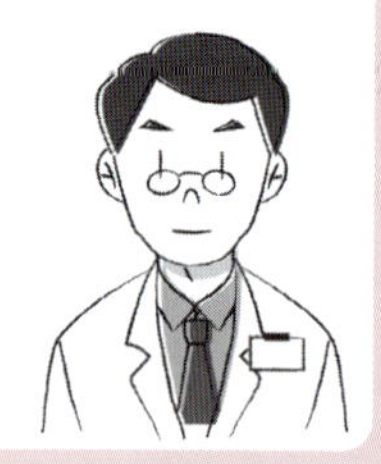

呼吸が速いだけでなく深い．１回換気量が大きい．これは Kussmaul 呼吸です．羽ばたき振戦は，手関節を背屈させてみるもので，羽ばたきの回数はそんなに速くないものです．手首の関節を伸展させてよくみてください．さて，Kussmaul 呼吸があって血糖が高い場合，どういう疾患をうたがいますか．救急の研修医のコメントは Box10a-3 です．糖尿病性ケトアシドーシスは脱水が著明ということですから，HR は速くなります．しかし，この症例ではばたき振戦と尿臭があります．指導医のコメントを見てみましょう(Box10a-4).

ポイントは Box10a-5 にありますように，代謝性アシドーシスはすべて Kussmaul 呼吸を呈する可能性があります．

Box 10a -5

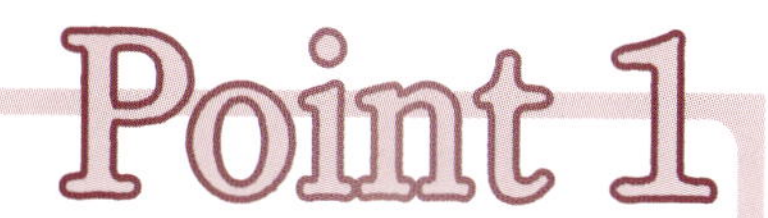

代謝性アシドーシス
→ Kussmaul 呼吸をきたす.

・糖尿病性ケトアシドーシス
・アルコール性ケトアシドーシス
・尿毒症性アシドーシス
・乳酸アシドーシス

このように必ずしも糖尿病性ケトアシドーシスだけが Kussmaul 呼吸を示すのではありません．では Kussmaul 呼吸の呼気臭による鑑別を Box10a-6 に示します．一方，はばたき振戦もいろいろな原因がありますね(Box10a-7).

Tips 4　代謝性アシドーシスは，さまざまな機序が関与している

尿毒症の症例で認められる代謝性アシドーシスは，アンモニアの尿中排泄の低下以外にも，食事，腸管，骨の影響など，さまざまな機序が関与していると考えられています．一般的に，尿毒症性アシドーシスには食欲低下以外の症状に乏しいといわれています[4].

Box 10a -6 Point 2

Kussmaul 呼吸では呼気香りもチェック！
リンゴの香り（アセトン臭）
　→ DKA
尿臭
　→尿毒症（腎不全）
刺激臭
　→肝性脳症（肝不全）
嫌気性臭
　→嫌気性菌感染：歯周炎・膿胸・肺膿瘍

肝不全や腎不全，CO_2 ナルコーシスの場合などに代謝性脳症が起こります．慢性呼吸器疾患で在宅酸素を行っている患者が風邪をこじらせたり，気管支炎を起すと CO_2 ナルコーシスになる危険性があります．これらを早期に発見するのに有用なのがこの「羽ばたき振戦」です．このやり方を家族に教えておくと便利です．私も以前診ていた患者に CO_2 ナルコーシスで救急室に運ばれて気管挿管されて ICU 入院された方がいたのですが，家族に「少しでも調子がわるかったら羽ばたき振戦があるかどうか見て下さい」と言いました．そうしたらあるとき電話があり，風邪気味で調子が悪いのですが，羽ばたき振戦がありますというのですぐつれてきてもらったので，2 回目の受診以降はなんとか挿管されずにすみました．意識状態が悪くなってから運ばれたら挿管になります．CO_2 がたまって意識が悪くなる前に受診することが大切です．羽ばたき振戦があるときは救急外来へつれてこなくてはいけません．これを家族に教えて指導しましょう．

Box 10a -7　**Point 3**

羽ばたき振戦を起こす疾患

・代謝性脳症（もっとも多い）
　→肝性脳症・尿毒症・肺性脳症・低血糖
・電解質異常
　→低 K 血症・低 Mg 血症
・薬物中毒
　→アルコール・バービツレート・フェニトインなど
・器質的脳障害（まれ）
　→中脳被蓋前部の病変（脳血管障害など）

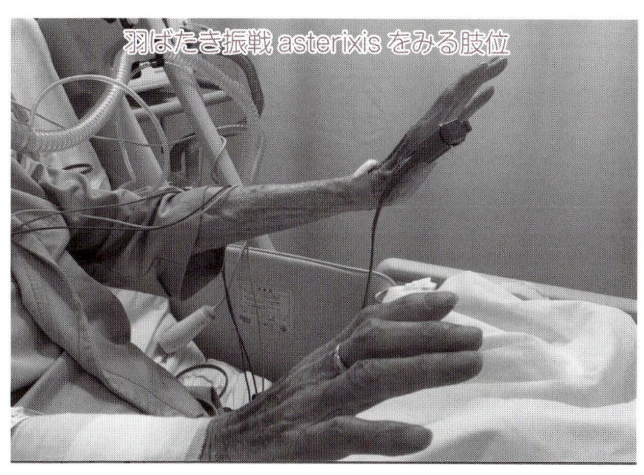

手を背屈したままにするように指示すると，左右の手が非対称に羽ばたくように動く
澤村 匡史．循環器救急・集中治療の高価値医療．p189，カイ書林，2023.

Clinical Pearls

・Kussmaul 呼吸→ DKA のみならず.
・呼気尿臭＋，羽ばたき振戦＋　→尿毒症を考える

■ 症例 10b

Box 10b-1

85 歳女性
既往歴：陳旧性心筋梗塞，認知症.
５年前に大腿骨骨折．その後より寝たきり状態.
最近１年間で３度の心不全増悪にて入退院あり
今回は，数日前より呼吸状態がおかしいとのことで，
訪問看護チームへ連絡あり.
VS：
BP 90/40 HR 100 RR 16 BT 36.8
無呼吸と頻呼吸の交代性サイクルを繰り返していた.
アセスメントは？

これは呼吸パターンのケースです．これはどういう呼吸の状態でしょうか？ Cheyne-Stokes 呼吸ですね．これは様々な原因で起こりますが，一般的には心不全か脳の障害か睡眠時無呼吸症候群です（Box10b-2).

この方のように，心不全で Cheyne-Stokes 呼吸が見られたらおおむね予後は数ヶ月以内と言われています. 予後推定の意味でこれは重要なサインです.

Box 10b -2

A. 重度心不全による Cheyne-Stokes 呼吸
(無呼吸と頻呼吸の交代性サイクル)

Cheyne-Stokes 呼吸
心不全（予後不良）
両側大脳機能障害・脳幹機能障害
睡眠時無呼吸症候群などでみられる

Tips 5　昼間に Cheyne-Stokes 呼吸を認めた場合には，予後不良

とくに，昼間に Cheyne-Stokes 呼吸を認めた場合には，予後不良であることが示されています[5)].

Clinical Pearls

重度心不全による Cheyne-Stokes 呼吸
(無呼吸と頻呼吸の交代性サイクル）は予後不良

■ 症例 11

Box 11-1

75 歳男性
既往にアルコール依存症・胆石あり.
２日前より右上腹部痛あり．中等度悪寒＋
右上腹部痛が増悪するため ER 受診.
深吸気時に痛みが増強する.
VS：
BP 120/70 HR 100 RR 34 BT 38.8
右上腹部に圧痛なし.
Murphy 徴候陰性.

Murphy 徴候は，右の上腹部に手を深く差し込み，お腹を膨らまして呼吸をしてくださいと言いながら診てみます．痛みでお腹を膨らますことが出来なければ陽性です．研修医のコメントは Box 11-2 です．しかしながら，この症例で目立つのが呼吸数が速いことです．指導医のコメントは Box 11-3 です．上腹部痛で呼吸が速い場合は，胸腔内の疾患も考えるべきです．(Box 11-4)

Box 11-2

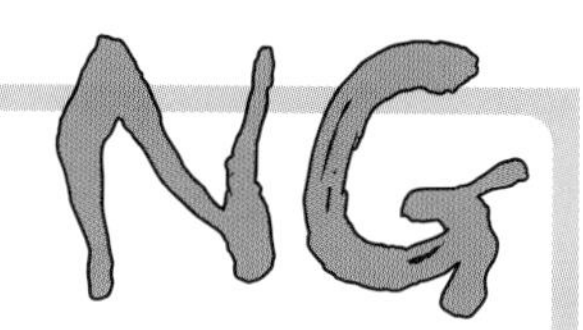

担当研修医 A

「胆石の既往がある患者の右上腹部痛と
発熱なので急性胆嚢炎だろう.」

「まずは腹部超音波検査をオーダー.」

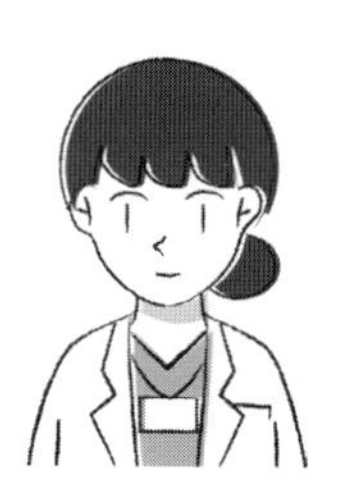

Tips 6　上腹部痛患者において頻呼吸（>毎分 30 回）を認める場合には，胸腔内疾患などの腹部臓器以外の疾患をまず考慮すべき

上腹部痛患者において頻呼吸（>毎分 30 回）を認める場合には，胸腔内疾患などの腹部臓器以外の疾患をまず考慮すべきという記述は，有名な Cope の急性腹症早期診断の教科書にも記載されている事項です[6].

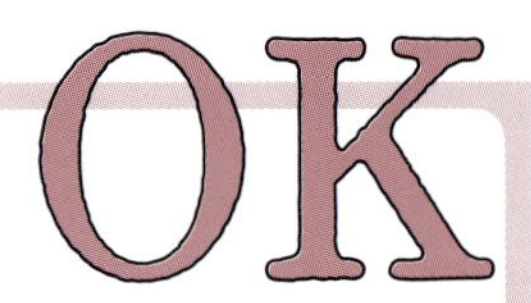

Box 11-3

指導医 T

「上腹部痛＋頻呼吸（上腹部痛が主訴，
しかし頻呼吸 >30/ 分あり）
→胸腔内疾患（胸膜炎・肺塞栓など）も考える」

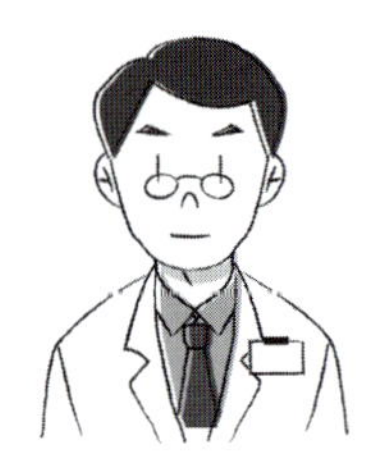

A．右胸膜炎：エコー上，腹腔内に異常なし．
胸部 X 線で右胸水＋．胸水穿刺で診断．
抗菌薬投与にて軽快した．

この症例の診断は胆囊炎ではなく胸膜炎でした．上腹部痛の鑑別ではまずお腹以外を考えましょう．真ん中でしたら心臓に近いですから心筋梗塞かもしれません．左右なら胸膜炎，肺炎，肺塞栓症かもしれません．ヒントは呼吸が速いなど，腹部疾患では説明のつかないバイタルサインの変化を捉えることです．医療安全で問題になるのは心筋梗塞を見逃したときです．心筋梗塞で見逃すのは，腹痛を主訴に来院してきた場合です．実際多くの例で心臓の下壁梗塞になると患者は腹痛を訴えて来院します．吐き気も訴えます．心筋梗塞の三大症状は，胸痛（腹痛），嘔吐，冷や汗です．患者が受診して，嘔吐している，冷や汗をかいているといったら，身体診察の後でまず行う検査は，心電図です．胃カメラではありません．心筋梗塞に心不全を合併すると呼吸も速くなります．

Box 11-4

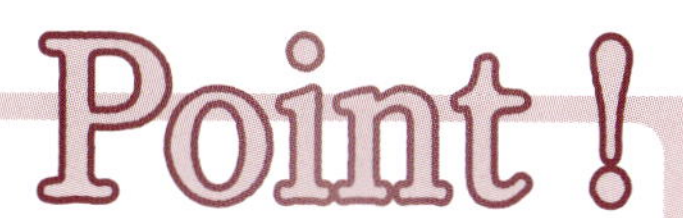

上腹部痛＋頻呼吸
　→胸腔内疾患も考える！

・胸膜炎
・肺炎
・肺塞栓
・急性心筋梗塞＋心不全
・心膜炎

Clinical Pearls

上腹部痛＋頻呼吸（上腹部痛が主訴，しかし頻呼吸 >30/ 分あり）
→胸腔内疾患（胸膜炎・肺塞栓など）も考える

■ 症例 12

Box 12-1

65 歳女性
数年前より高血圧を指摘されるも放置
パチンコ遊戯中に突然左半身脱力を自覚.
救急車にて来院.
VS：
　BP 100/40 HR 100 RR 20 BT 36.8
　顔面を含む左半身筋力低下＋ (MMT 3/5)
脳 CT: 右大脳半球に Early Ischemic Sign を認めた.

研修医のコメントは Box 12-2 です.

Box 12-2

NG

担当研修医 B

「右大脳半球の脳梗塞だろう.」

「脳外科に相談して緊急血栓溶解療法の準備をしたいと思う.」

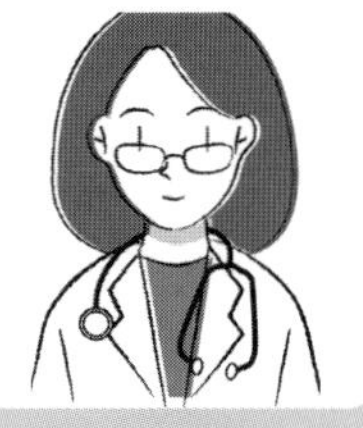

Golden hour 3時間以内の脳梗塞は tPA（血栓溶解療法）の対象です．この方は 30 分以内の受診ですから適応範囲のように聞こえます．ただし，本当にこれでいいでしょうか？通常では，脳梗塞の場合，血圧が上がります．指導医のコメントは Box 12-3 です．この患者に tPA 療法を行ったら大変なことになってしまいます．急性大動脈解離には Stanford 分類で A 型と B 型があります．A 型は上行大動脈から始まるのですが, B 型は上行大動脈は OK です．

問題になるのは頭に行く枝がやられるのが A 型で，脳梗塞を発症することがあります．重要なことは, Box 12-4 のように,「脳梗塞のみにショックなし」というパールです．

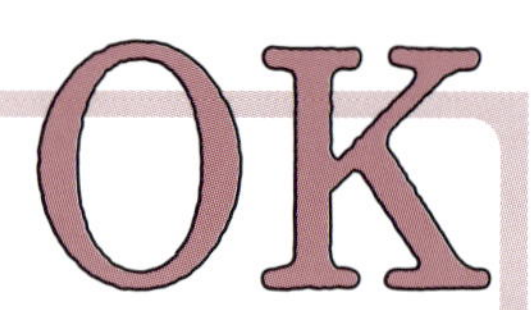

Box 12-3

指導医 T

「脳血管障害にしては血圧が低い
　　→他の疾患の合併も考えるべき」

A．急性大動脈解離（A 型）：よく聞くと背部痛もあり．
血圧左右差＋
左手 BP　100/40
右手 BP　180/100
胸部造影 CT で診断．緊急で手術となった．

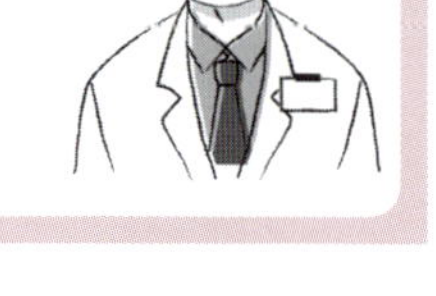

Tips 7　救急患者で意識障害を呈していた場合，SBP：systolic blood pressure（収縮期血圧）に注目

救急患者で意識障害を呈していた場合，SBP：systolic blood pressure（収縮期血圧）に注目すべきであり，脳の器質的疾患が原因のときには SBP は高くなります[7]．

Point 1

Box 12-4a

脳梗塞患者でのルーチン診察項目

① 意識レベル
② 神経学的所見
③ 頸動脈雑音
④ 四肢脈拍の対称性
⑤ 上肢血圧の左右差
⑥ 心臓の聴診

Point 2

Box 12-4b

大動脈解離の合併症

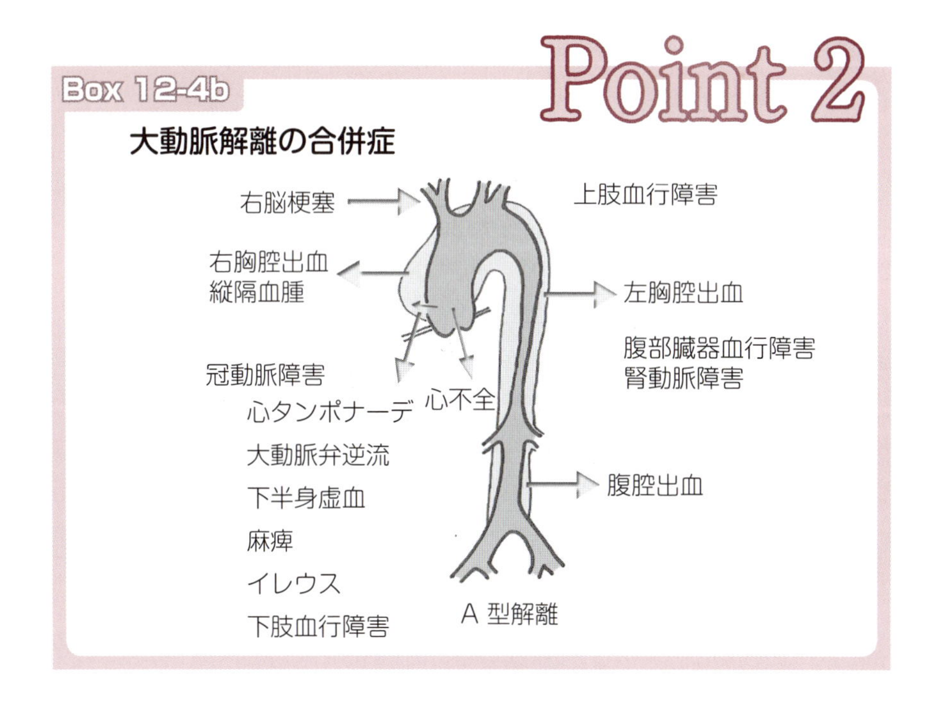

ここで大事なのは脈の左右差です．血管が障害される病気で急性期に来院した患者では必ず血圧の左右差を見ることが重要です．急性大動脈解離は何でもありで，A 型で上行大動脈がやられると，冠動脈もやられることがあり，心筋梗塞になることがあります（多くの場合は下壁梗塞）．心筋梗塞だと思ったら急性大動脈解離ということもあるということです．心筋梗塞でも脳梗塞でも血圧の左右差をみましょう．足の血圧をルーチンで測ることは少ないと思いますが，少なくとも脈の対称性は触診で確認したいものです．急性大動脈解離の場合は，総腸骨動脈まで解離が及んでいる場合は，下肢の脈が触れない場合があります．胸背部痛の患者を診察するときは，四肢の脈を触診しますが，急性心筋梗塞や脳梗塞の患者でも四肢の脈を触診したいですね．また，大動脈解離以外でも脈が触れないことがあります．急に脈が弱くなるのは，急性動脈閉塞のように血栓が飛んだ場合があります．心筋梗塞の患者の場合は，心臓の動きが悪くなると壁在血栓ができやすくなり，はがれて流され脳梗塞を起こしたり，手足の急性動脈閉塞を起こしたりします．心房細動があっても，左心房が動かないので血栓が出来やすくなり，やはりはがれて流されます．脳塞栓だけでなく手足の動脈閉塞を起こすことがあります．ですから脳梗塞の患者は四肢の脈を触れなければいけません．まず撓骨動脈を左右同時に触診し，脈のボリュームを診ます．次に下肢に移り，足背動脈を診て，後脛骨動脈もチェックします．そして膝窩動脈と大腿動脈も診ます．

追加ですが，ASO（慢性動脈硬化症）の場合の診察は，聴診器も使います．大腿動脈で雑音が聞こえたら ASO の可能性があります．あと生理検査室で行う ABI（ankle brachial index）があります．足と上腕の収縮期血圧を割り算し，0.8 以下は異常です．通常は下肢の血圧が高いですが，動脈硬化症があると下肢の血圧が下がり，ABI が下がります．

Clinical Pearls

脳梗塞のみにショックなし！→他の要因も考える

■ 症例 13

Box 13-1

25 歳男性
既往なし．国道をバイクで走行中転倒．
頭部と全身を強打．
救急センター到着時，意識障害あり．
JCS 100 (III-1).
VS：
　BP 90/40 HR 140 RR 18 BT 36.8
　頭部 CT にて脳挫傷＋
　恥骨部に圧痛＋

JCS100 ですから痛み刺激には反応しています．

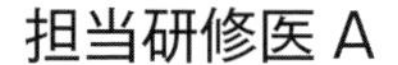

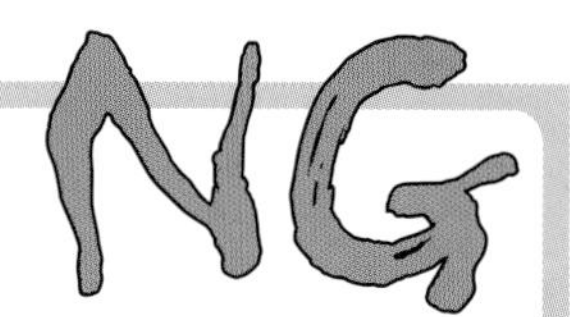

担当研修医 A

「脳挫傷による意識障害だろう.」

「脳外科に様子観察目的で入院させたい.」

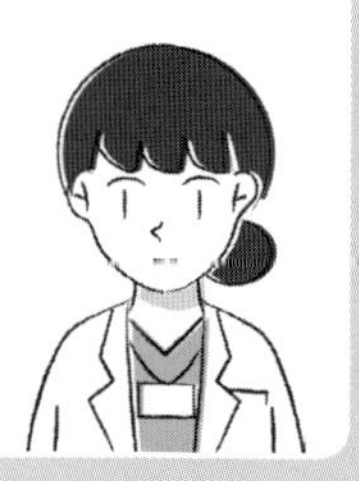

担当研修医は Box 13-2 のように考えました．血圧が低くて脈拍も速い．しかし，頭部外傷では普通は血圧が上がります．この患者は脳ヘルニアで血圧が下がるほど脳挫傷はひどくはありません．頭部 CT を見る前に意識障害でチェックするべきポイントとしては，瞳孔の左右差と対光反射の 2 つがあります．脳幹がやられると，瞳孔不同や対光反射の減弱または消失を認めます．

内科的な意識障害の場合は，左右径が同じで対光反射が保たれていることが多い．内科的な意識障害には，低血糖，尿毒症，薬物中毒などがあり，瞳孔は左右径同じで対光反射は保たれています．

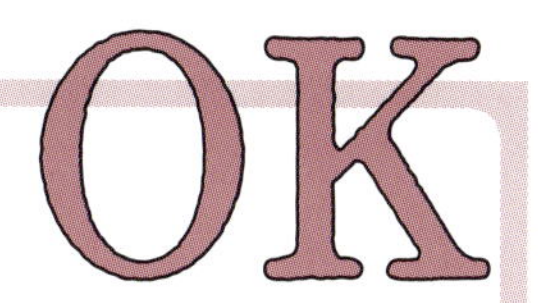

Box 13-3

指導医 T

「頭部外傷のみにしては血圧が低い
→内臓損傷（肝損傷，脾損傷，大動脈損傷，腎損傷）
や骨盤骨折なども考える.」

A．骨盤骨折：恥骨部に圧痛＋
エコーにて腹水＋　血管造影で診断.
緊急で血管塞栓術を施行し止血した.

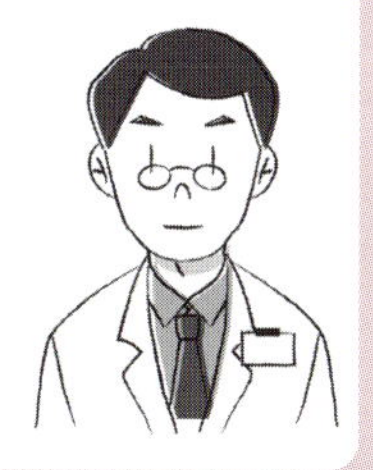

ところが脳外科的な意識障害は，左右差があって対光反射が片方が減弱していることがあります．この症例の場合はまた，血圧が低いのがおかしい，このまま入院させてはいけないということになります．指導医のコメントはBox13-3 です．意識障害がある場合，腹腔内に出血があっても自覚に乏しくわからないことがあります．積極的に疑わないとわからない.

Tips 8　大量出血を伴う骨盤骨折

骨盤骨折ではしばしば大量の体腔内出血を来し，急激な経過でショック状態に陥ることがあります．大量出血を伴う骨盤骨折と診断したら，迅速に血管内カテーテル塞栓術などを行うなどの対応が必要です[8].

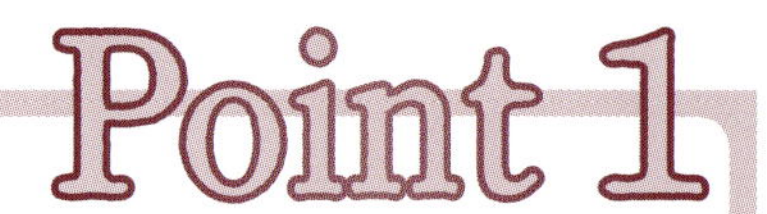

Box 13-4

「頭部外傷のみにショックなし！」

・内臓損傷
（肝損傷，脾損傷，大動脈損傷，腎損傷）
・骨盤骨折
・脊椎損傷（脊髄ショック）
・気胸
・心タンポナーデ

ポイントは Box 13-4 です．

推定出血量を文献的に調べると Box 13-5 のようになります．骨盤骨折は，大腿骨骨折よりも出血量は多いですね．高齢者の転倒の場合一番多い骨折部位は大腿骨頸部骨折です．これは早期に手術をしないと寝たきりになります．単鈍 X 線では見逃しもありますので要注意です．高齢者の場合骨が薄くて単鈍 X 線ではわかりにくいので，高齢者が転倒して歩けない場合には，骨折はあると考えたほうがよいと思います．

Box 13-5　**Point 2**

骨折部位と推定出血量

・骨盤骨折 (尿路損傷なし)	1000 ～ 2000 mL
・骨盤骨折 (尿路損傷あり)	2000 ～ 4000 mL
・大腿骨皮下骨折	500 ～ 1000 mL
・大腿骨開放骨折	1000 ～ 2000 mL

Clinical Pearls

頭部外傷のみにしては血圧が低い→内臓損傷（肝損傷, 脾損傷, 大動脈損傷, 腎損傷）や骨盤骨折や気胸・心タンポナーデなども考える.

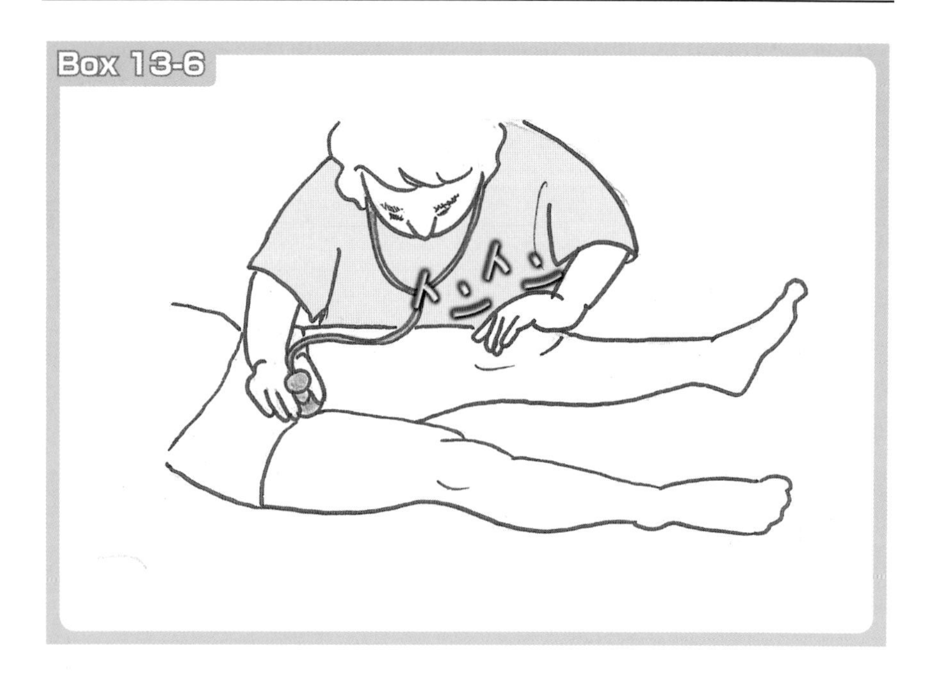

Box 13-6

ここで裏技ですが，聴診器で骨折を見つける方法があります (Box13-6). 恥骨結合部に聴診器の膜面を当てて聴診しながら，膝蓋骨左右を軽く叩きます.

これを聴診的打診 auscultatory percussion と呼んでいます．単純Ｘ線より感度が高いともいわれています．骨折を起しているところは，骨が解離しており音の伝達が落ちますので聴診上音が減弱します．文献はたくさんありますが，あまり教科書には載っていません.

■ 症例 14

Box 14-1

45 歳女性
既往歴とくになし．沖縄石垣島へ旅行中.
沖釣りで釣れた熱帯魚を船上で食べ,
直後に気分不良＋
一過性の意識消失発作＋
洋上救急チームへ連絡あり.
VS：
BP 90/40 HR 40 RR 16 BT 36.8
下痢，嘔吐も認めた.

離島ではこのような洋上救急があります．徐脈があるようです.

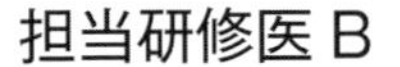

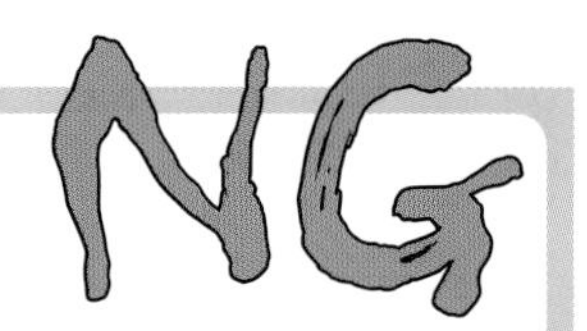

担当研修医 B

「洞不全症候群による失神だろう.」

「病院へ搬送し，緊急でペーシングを行ったほうがいいだろう.」

担当研修医は Box 14-2 のように考えました．指導医のコメントは，Box 14-3 のとおりです．病歴のポイントは熱帯魚を食べた後の徐脈・下痢・しびれです．シガテラ中毒とは，熱帯地域で，もともとサンゴ礁に付着して住んでいる微生物が作った毒が食物連鎖によって大きくカラフルな熱帯魚に蓄積され，これを人が食べて起こります．最近では地球温暖化により海水温が上昇し，沖縄だけではなく関東地域などでも報告があります．シガテラ中毒ではペーシングは不要でアトロピンなどの治療で十分です．

Box 14-3

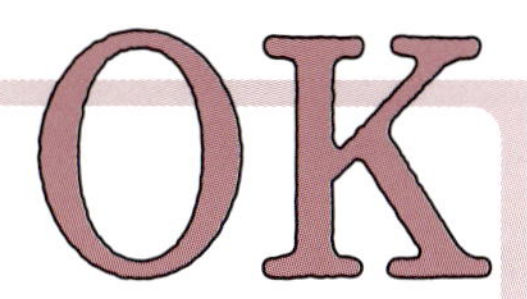

指導医 T

「熱帯魚摂取後に徐脈・下痢・しびれ
→シガテラ中毒を考える」

A. シガテラ中毒：
アトロピン 0.5mg 投与で徐脈は軽快.
輸液などの保存的治療で数日後軽快退院.

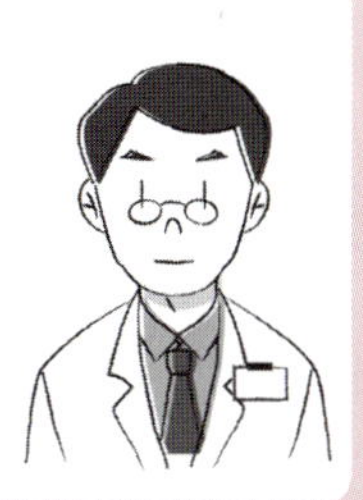

Clinical Pearls

熱帯魚摂取後に徐脈・下痢・しびれ →シガテラ中毒を考える

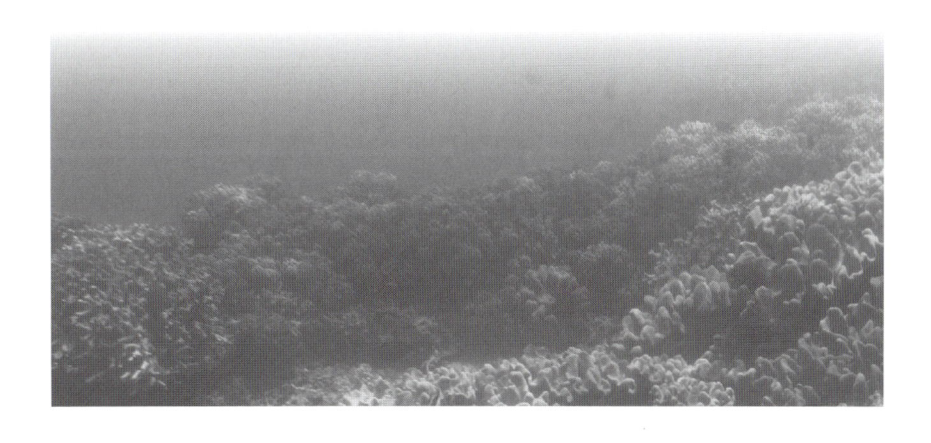

ここが大事

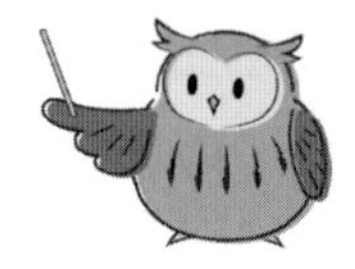

もうワンポイント！　「比較的徐脈」「呼吸時の体位」

本章では体温と心拍数の組み合わせ（デルタ心拍数 20 ルール）について触れました．通常は，（文献により差はありますが）1℃の体温上昇につき 10～20 回 / 分程度の心拍数の上昇があるとされます．この時，発熱の程度の割に心拍数の上昇が乏しい場合があります．これを比較的徐脈といい，以下のような疾患を疑わなければいけません．

■比較的徐脈

指標：　体温 39℃時；脈拍数 110 以下
　　　　体温 40℃時；脈拍数 130 以下

鑑別疾患：　感染症 (細胞内寄生菌が多い)
　　サルモネラ感染症，Q 熱，オウム病，レジオネラ肺炎
　　リケッチア，ブルセラ症，ウイルス性出血熱
　薬剤熱
　腫瘍熱

■呼吸時の体位

また，本章では呼吸のリズムや深さ，型についても触れました．呼吸は体位にも注目するとさらに良い評価ができます．

起座呼吸：　前傾姿勢
　　COPD, 喘息
　後傾姿勢
　　心不全

扁平呼吸：　肺内右－左シャント；肝肺症候群
　　心内右－左シャント；心房中隔欠損症，卵円孔開存

片側臥位呼吸：　片側胸水貯留

第４章

バイタルサイン相談室

It is much more important to know what sort of a patient has a disease than what sort of a disease a patient has.

William Osler ＊

どんな病気に患者が罹っているかを知ることより，どんな患者が病気に罹っているかを知ることのほうが，はるかに重要である．

＊ウイリアム・オスラー（*1849-1919*）：カナダ，オンタリオ州生まれの医学者，内科医．マギル大学，ペンシルベニア大学，ジョンズ・ホプキンス大学，オックスフォード大学の教授を務め，カナダ，米国，英国の医学の発展に多大な貢献をした．また，医学教育にも熱意を傾け，今日の医学教育の基礎を築いた．

バイタルサインの診かた

即時に指導医を呼ぶ基準は？

① 迷ったら呼ぶ.

② 脈が速くなり，冷汗が出ているケース

③ 家族が，「普段と全然違う，何かあります」では，何かあることが多い

大動脈解離を疑ったときに行うべきことは？

① 血圧の左右差を測る

② 胸背部痛がないか聴く

③ 全身の脈を触診する

心不全診断のポイント

① 心拍数増加

② 呼吸数増加

③ 静脈圧の上昇

④ 心尖拍動の位置の左方移動（胸骨の正中線から 10cm 以上離れる）

⑤ 3 音の存在

⑥ 肺の crackle 音

COPD の急性増悪の呼吸数と SpO_2 の評価

① SpO_2 が同じ 90 であっても，呼吸数が 20 回の場合と 40 回の場合では重症度が異なる

② 呼吸数が 20 の場合は，それほどあわてる必要はない

③ 呼吸数が 40 のときは重症の COPD 急性増悪である

Q 82歳の女性で，背中が痛いというので血圧を測ったら左右差がありました．急性大動脈解離を疑ってすぐに指導医に連絡すべきでしょうか？

A 高齢者で血圧にもともと左右差があるというのは結構います．でも連絡すべきと思います．

20mmHg くらい差があることは珍しくありません．動脈硬化が進みますと，四肢の血流が落ちて血圧に左右差をみることがあります．普段外来や訪問診療，あるいはリハビリでも前もってベースラインの血圧を調べておくことは大事です．とくに上肢において普段から左右差があるのは動脈硬化症の影響が多いですが，特別な病気では大動脈炎症候群などもあります．普段から測っておれば，緊急時に急性の所見としての重要性がわかります．

ベースラインを測る余裕もなくいきなり呼ばれた場合，症状がどのくらい強いかは，冷や汗の有無や全身状態，脈拍で判断します．高齢者の場合，認知症などで意志疎通がとりにくい場合は，やはり全身状態とバイタルサインです．バイタルの異常は重篤な疾患が隠れているサインです．

即時に指導医あるいは上級医に連絡すべきという基準はありますか？

A

Box15-1 に原則を示します.

第一原則は，迷ったら呼ぶことです．もし見逃したら大変です．10 回はずれても，11 回目にはずさなければいいのです．迷ったらリスクを避ける方向をお勧めします．賭けは競馬，マージャン，宝くじでやってください．患者さんでは賭けはいけません．

第二に，血圧で本当に差があるとすると，教科書的には 10 以上と言われますが，10 未満は誤差範囲ですし，血圧は分単位で変動します．新たに背部痛が出現して，脈が速くなり，冷や汗が出た，血圧の左右差が 10 以上，これらの 1 つでもあれば受診することを勧めましょう．

これらが全部無くても第六感というのがあります．何かおかしい，重篤感があると言う場合は受診を勧めましょう．家族が,「普段と全然違う，何かあります」といったら，何かあることが多いのです．毎日患者をみている人はよく観察していますので，介護されている方の観察で得られた情報は貴重なものがあると思いますので，必ずそれを踏まえて診療に当たることが医療従事者には必要だと思います．

Box 15-1　**Point！**

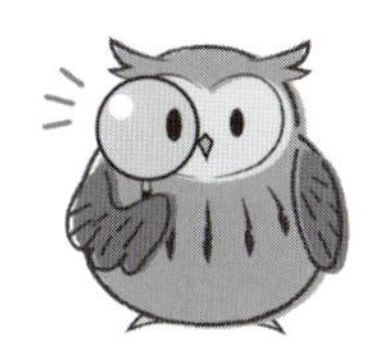

即時に指導医を呼ぶ基準は？

① 迷ったら呼ぶ.

② 脈が速くなり，冷や汗が出た，血圧の左右差が 20 以上，これらの 1 つでもあれば受診することを勧める.

③ 家族が,「普段と全然違う, 何かあります」といったら, 何かあることが多い.

Q

血圧が異常に高い患者への対応について教えてください.

A

血圧が非常に高いときというのは，収縮期が 200mmHg または拡張期が 130 mmHg と思います.

そうすると血圧が高いだけで，重大な疾患が隠されているという根拠になります．まず脳と心臓と大動脈の３つの病変は疑うべきです.

まず，大動脈解離を疑ったら，① **血圧の左右差を測る**，② **胸背部痛がないか聴く**, ③ **全身の脈を触診する**. 脳は, 脳出血と脳梗塞を疑います. これをチェックするには，CT を撮る前に，運動障害がないか，感覚の障害，構語障害，視野障害がないか．血管の病気は突然起こります．意識障害が出たら瞳孔の左右差，対光反射を見る．これがおかされていたら脳幹が障害されている可能性があります．これ以外に，高血圧性脳症というのもあります．拡張期血圧 130 を越える場合に疑います．この場合, ① **頭が痛くなり**, ② **吐き気**, ③ **視力低下**, ④ **意識障害**も起こります. 身体所見で眼底をチェックし，視神経乳頭部を見てみますとうっ血乳頭が出ていれば高血圧性脳症を疑います.

次は心臓です．心不全がないかどうか．心不全の診るポイントは，① 頸静脈を見る，② 心尖拍動が，胸骨の正中線から 10cm 以上離れていないかどうか見てください．外頸静脈の怒張や内頸静脈の皮膚の動きを診ます．ひどい人は右の耳たぶが動いている人がいますが，静脈圧が上がったためです．そして心尖拍動を見て下さい．正常は正中線から 10cm 以内ですから，心拡大がある場合 10cm 以上になります．心音では過剰心音として③ 3 音が聞こえます．心尖部に聴診器のベル型を当てます．低い音はベル，高い音は膜で聴診器を使い分けましょう．3 音はかなり低い音ですからベルを心尖部に当てます．タイミングとしては S1,S2 のあとに低い 3 音が聞こえます．日野原重明先生が言われるように，オーケストラでも特定の楽器の音を聞くときにはその楽器に集中して聞かなければいけません．3 音の聴診でも 3 音に集中して聞くことが大切です．この 3 つ＋肺の crackle 音があれば心不全を疑う．心不全でのバイタルサインは，当然血圧は高く，心拍数も速く，呼吸数も速い．

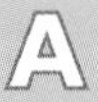

小児のバイタルサインの診かたでの注意点は？

A

小児といっても年齢によって差があります．

新生児，乳児，幼児，それから学童と，それぞれのバイタルサインの基準値が異なります．その基準値をきちんと把握していないと正常を異常と判断してしまいます．バイタルサインの解釈上小児で問題となるのは，血圧は小児の場合は低めであるということです．血圧が低いことに加えて，末梢の臓器障害のサインが認められた場合に，ショックバイタルと言えます．

小児のバイタルサインで最も重要なのは，私は呼吸数であると思います．小児の急性疾患で問題となるのは，敗血症と肺炎，心不全です．これを見逃さないことが望まれますが，その鍵となるのが呼吸数です．脈拍が速くなるのは普通のウイルス感染症でも小児ではたいてい認められます．ところが呼吸数が速い場合には，ウイルス感染症ではなく細菌感染症であることが疑われます．肺炎，敗血症，心不全という重篤な疾患が隠れていますので，とくに救急室で小児を診る時は必ず呼吸数をチェックしましょう．呼吸数は年齢のグループによって基準値の範囲が異なりますので，新生児，乳児，幼児，学童それぞれの基準となる呼吸数の範囲を把握しておきたいものです．最近注目された新型インフルエンザによる呼吸不全，ウイルス性肺炎が問題となりましたが，早期発見の方法として勧められたのが，呼吸数が速いということでした．これは論文として発表されましたようです[1)]．

小児ではかぜ症候群様でも重篤な合併症を見つける場合に，呼吸数の評価は重要です．そして細菌感染症をウイルス感染症と区別するためにも，呼吸数は重要です．

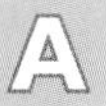

バイタルサイン＋α
（意識レベル，瞳孔反射，尿量）の診かたは？

A

＋αとして，意識レベル，対光反射に代表される脳幹の反射，そして尿量が取り上げられます．

まず意識レベルについて見ていきますと，一般的にJCS（Japan Coma Scale）が使用されています．大きく3段階に分け，それぞれがまた3段階に分類されて評価されます．国際的には，GCS（Glasgow Coma Scale）が使用されています．両者ともメリットもあり，また弱点もあることが指摘されていますが，現場で使いやすいものを用いればよいと思います．強調したい点は，JCSやGCSをスコア化して意識レベルを評価するだけでなく，具体的に患者の意識レベルがどうなのかをnarrativeに評価してほしいということです．たとえば，「錯乱状態で興奮して落ち着きがない」とか，あるいは「傾眠状態で呼びかけるとすぐ眼を覚ますがすぐ眠ってしまう」などです．この両者では全く違いますから，スコアにするのも大事ですが，具体的な意識レベルの評価が求められます．患者ひとりひとり意識レベルの表現型は違います．同じスコアの点数では評価できない，人間の意識という多様な状態の表現であり，それを忠実に表現することにより，正確な鑑別診断が可能となります．

脳幹反射は，意識レベルに異常が認められた場合に重要な所見となります．特に対光反射は大切です．対光反射は脳幹機能を評価する検査でもあります．瞳孔の左右差も重要です．瞳孔径が具体的に何mmなのかと，左右差がないか，そして対光反射が迅速なのか，それともゆっくりなのか，あるいは全く消失しているのか．これらを正確に記載して，そこから意識障害の鑑別診断が絞られてくることになります．意識障害があって対光反射が障害されている場合は，脳の器質的な疾患が疑われます．すなわち意識障害の原因は，大きく分けて，① **代謝性の原因による**

疾患と , ② **器質的な原因による疾患**に分けられますが，もし脳幹の異常が認められる場合は，中枢神経系とくに脳幹の障害を原因とする意識障害であることが多いのです尿量は，バイタルサインに次いで重要と言われます．腎臓に流れる血液をろ過することによって生成された尿が，尿細管を通過して腎盂を経由して尿管から膀胱へ流れ体外へ排出されます．尿量を経時的にモニターすることで，腎臓に流れる血流を評価することができます．血圧が低い場合は，臨床的にショックなのかそうではないのかの判断が重要になるのですが，そのときに尿量を測定して 20mL/時間以下であれば，成人の場合臨床的にショックであると言ってよいと思います．1 時間に 20mL の場合は ,1 日で 480mL となります．一般的に乏尿と呼ばれるのは 500mL/ 日以下を指しますから ,20 m L/ 時間以下の場合は 24 時間待つまでもなく , ショックの鑑別診断とそれに対する治療を進めるべきということになります．すなわち尿量の評価は時間単位で行うことが望まれます．

バイタルサインの最近のトピックスは？

A

古典的なバイタルサインと新しいバイタルサインと，2つに分けるとわかりやすいと思います．

古典的なバイタルサインは血圧，脈拍，呼吸，体温ですが，最近ではそれに加えて様々な生命の身体徴候もバイタルサインと呼んできちんと評価したほうが良いのではないかと種々の論文で指摘されています[2)]．

その中でよく言われているのが，痛みです．Pain の10段階評価というのがあります．一番痛い場合を10とし，全く痛くないのを0とすると，半定量的ではありますがスケールができます．痛みは自覚的で他覚的な定量はできないのですが，救急室で頭，胸，背中，お腹が痛いと言って患者が来院したら，どれくらい痛いのかについて，バイタルサインをとるように，10段階で聞いています．1/10と9/10ではぜんぜん違います．

1/10だったら単に胸壁の痛みかもしれません．もちろん1/10でも重篤な疾患が隠れているかもしれませんが，より強い痛みの場合はより重篤な疾患が隠れている可能性があります．たとえば急性大動脈解離や大動脈瘤破裂のような重篤な疾患は痛みの程度は強いということは重要なポイントです．

さらには痛みをバイタルサインでとらえるメリットは，痛みそのものが患者本人の苦痛となっているのですから，その治療も診断的な検査と並行して早期から行うことができるというメリットもあります．急性腹症では，痛み止めは使ってはいけないと古い教科書には書かれていました．痛み止めを使うと腹部所見がマスクされ，痛み止めを使ったために診断が遅れると言われていたのです．ところが最近の研究によると，痛み止めを使っても診断の遅れにはならないということが証明されました[3]．

お腹が痛いと言って七転八倒しているのに，診断が遅れるからといって１時間も２時間もそのまま様子をみるのではなく，患者の苦痛を取り除くべきです．最近は治療を行いながら適切な検査を行えば診断の遅れにはならないと考えられています．きちんとした診断的な検査を早期から行うことによって痛みのコントロールを早期から実施するという立場が望ましいとされています．

そのほかでは SpO_2 が挙げられます．SpO_2 はパルスオキシメータで測定されますが，あまりにも一般化されていて，在宅医療でも頻繁に使われています．強調したいのは ,SpO_2 を測定することを呼吸数測定の代わりにすることへの注意です．SpO_2 が正常なら呼吸数を測定しないでもよいという誤った考えを持つ人が多いのです．COPD の急性増悪の場合 ,SpO_2 が同じ 90 であっても，呼吸数が 20 回の場合と 40 回の場合には治療は全く異なります．呼吸数が 20 の場合は，それほどあわてる必要はありませんが , 呼吸数が 40 のときは重症の COPD の急性増悪です．ですから呼吸数の測定なしに COPD の重症化の評価はありえません．しかし実際の医療現場では呼吸数の測定がなされていない施設が多いのです．また血液ガス分析でも ,PCO_2 が 60mmHg だとすると，正常が 40 ですから 20 上がっているのですが，呼吸数が 20 であれば慢性の呼吸性アシドーシスのことが多いです．ところが呼吸数が 40 であれば，急性あるいは Acute on chronic と呼ばれる急性の呼吸性アシドーシスを意味します．呼吸数の測定なしに動脈血ガス分析の結果だけで呼吸不全を評価しようとすると大きな落とし穴が待ち構えています．

Q

高齢社会で今後在宅でのバイタルサインの診かたが重要となりますが，もう一度ポイントお願いします．

A

在宅の場合，高齢者で日常生活活動（ADL）が低下している患者が多い．

バイタルサインの測定で重要なのは，普段のバイタルサインの baseline 値を覚えておくことです．普段と比べてどの程度変化したのかを在宅では確認することができます．訪問するごとにバイタルサインをチェックするのです．すなわち普段の安定期の値をチェックする．血圧が今回 90 であれば前回はいくらか，前回 150 なら明らかに下がっている．しかし前回 100 なら，もともと 100 前後かもしれないのであわてる必要はありません．普段の血圧あるいは呼吸数がどの程度であるかを評価することが大事です．加えて，体温も特に高齢者は基準値に幅があります．個人差が大きいですが，高齢になると正常でもやや低体温気味になります．

35℃ 1′ や 35℃ 3′ の人もいます．このような人が 36℃ 5′ になると発熱状態なのです．ここで重要なのは，体温を測定するときに baseline を知っておかないと思わぬピットフォールに陥ることがあるということです．

徳田先生は，バイタルサインをどのように修得されましたか？
効率的な学習法はありませんか？

A

これは初期研修をどこで受けたかによって決まります．

初期研修を急性期の病院で行い，バイタルサインを重視した指導医と屋根瓦方式の研修を受けることです．バイタルサインが日常の症例プレゼンテーションのコアとなって取り込まれていることが大事です．症例のプレゼンテーションにバイタルサインがないことはありえません．病歴，身体所見の順で症例のプレゼンテーションが行われますが，身体所見にバイタルサインが入っているのが良い研修病院で，それが入っていないのは厳しい研修病院かもしれません（笑）．私の場合は幸運なことに，研修病院では常にバイタルサインの議論が入っていました．「バイタルサインの評価なしに，プレゼンテーションはない」とされていたのです．この繰り返しでバイタルサインが自然にからだに染み込んでいました．その大部分は耳学問ではありますが，屋根瓦方式で 1 年，2 年先輩の研修医から直接厳しく指導されたものです．バイタルサインが患者の重症度，病態を把握するのに役立つことを身にしみて教わりました．そして最終的には，そこの指導医が自らバイタルサインを重視して，その重要性を認識していることが良い研修病院であると思います．そういう意味では故日野原重明先生（聖路加国際病院元理事長）が生涯バイタルサインを追求されている，あるいは宮城征四郎先生（沖縄県立中部病院元院長）がいまでもバイタルサインを最もお得意でレクチャーをされていることを考えますと，研修医が集まる病院とは，バイタルサインが重要であることをどの程度指導医が認識しているかをバロメータとして測れるのではないでしょうか？

　私は，各地の研修病院に呼ばれたとき救急室を見学するようにしています．そこでカルテをチェックしますと，呼吸数を記載している病院と記載していない病院があることがわかりました．呼吸数を必ず測定している病院が，優れた研修病院であることが，私の empiric な観察から確認済みです（笑）．本書の読者も，病院見学あるいは後期研修の面接に行かれるときには，まず救急室に行き，カルテをチェックしてください．呼吸数が記載されてなければ研修に行く価値はないだろうと結論付けたいと思います．

ここが大事

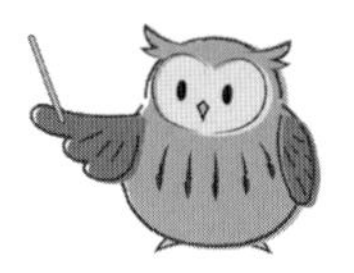

1. 院内急変を知らせるコール

院内急変を知らせるコールが病院中に響きました．筆者は急変場所からだいぶ離れていましたが，その現場へと急ぎました．現場に着くと，既に何十人という医師，看護師が患者を取り囲んでいました．「胸が何となく苦しい」と患者が訴え，その後，意識障害を来したためコールが要請されたようです．数人の循環器医が患者の前胸部に素早くエコーをあて心筋梗塞であること，カテーテル治療を行う必要があることを告げていました．

2. 両側の脈を取り頸静脈を診る

その時，ある指導医が周囲の医療者をかき分け患者の元に行き，両前腕の脈を取り，頸静脈をのぞき，もう一度，エコーをあててくれと循環器医にお願いしました．周囲は静まりかえりました．既に診断はついていると多くの医療者が思っていました．循環器医がもう一度，エコーをあてると，上行大動脈は拡大し心嚢液の貯留を認めました．

大動脈解離と診断された患者は，手術，検査のために下の階へとストレッチャーで送り出されました．施行された造影 CT 検査では Stanford A 型の大動脈解離を認めました．しかし再び事態は動きます．

3. 患者に触れる，最後まで患者を診る，付き添う心の大切さ

血管外科のいる病院へ転院加療するはずだったこの患者は突然の胸痛を訴えCPA（cardiopulmonary arrest；心肺停止）となりました．解離部位が拡がった可能性がありました．その場に残るわずか4人の医療者で CPR（cardiopulmonary resuscitation；心肺蘇生法）を試みました．つい先ほど大動脈解離と診断した，私の指導医がそこにはいました．「最後まで患者さんの側にいることが大切ですね」と彼は言いました．

このエピソードには，多くの学ぶべきポイントがあります．特に患者に触れること，最後まで患者を診る，付き添う心の大切さを教えてくれるのではないでしょうか．

第5章

バイタルサインを地域医療に活かす 会津ルール10：“什の掟（じゅうのおきて）”

変えられるものが二つある．それは自分と未来だ．

野口英世＊

＊ 1876（明治 9）年，福島県猪苗代（会津地域）に生まれた野口英世は1歳半の時に左手に大やけどを負いましたが，恩師・友人・家族の励ましと援助を受けその苦難を克服しました．左手の手術により医学のすばらしさを実感し，自らも医学の道を志しました．アメリカのロックフェラー医学研究所を拠点に世界で活躍し，ノーベル賞の候補にも挙がりました．1928（昭和 3）年，西アフリカのアクラ（現ガーナ共和国）で黄熱病の研究中に感染し 51 歳で亡くなりました．

バイタルサインの診かた

多職種連携は，異なる専門分野の医療従事者が協力して患者さんのケアを向上させるために行われる重要なアプローチです．

これは，医師や看護師，薬剤師などがそれぞれの専門知識とスキルを活かした治療とケアの提供を目指すものです．

超高齢者の増加に伴い，多職種連携はますます重要となっています．

バイタルサイン評価の重要性と多職種連携における役割を下記にまとめました．

① バイタルサインは，体の徴候を定量的に評価する指標．　全身状態の安定性や変化を把握し，異常を早期に発見するために重要である．

② バイタルサインの共有と評価により，多職種と患者情報のコミュニケーションを円滑にする．緊急度と重症度，回復度の判断を迅速かつ正確に行うことができる．

③ バイタルサインの評価は，患者の健康状態を把握し，適切なケアを提供するために欠かせないスキルである．

■ バイタルサインを地域医療に活かす 会津ルール 什の掟（じゅうのおきて）

【会津ルール 什の掟】

1. バイタルサインの測定順序；まず血圧計を使う！（体温計ではない！！）
2. 正しく「血圧」を測定する；マンシェットのサイズは適切か
3. 資源のない場所でこそ Tilt test ！
4. 脈を触ってリズムがバラバラなら (＝絶対的不整脈),
血圧計で「脈拍数」を測るのではなく，聴診器で「心拍数」を測る！
5. バイタルサイン最重要項目；「呼吸数」を測定せよ！
6. 自分の常識を捨てる；「体温」をみるなら，平熱からの変化を！
7. 人（患者さん）は「見た目」が大切！
8. 「意識（レベル）」！を意識.
9. 「体重」は貴重な情報！多職種で共有し合おう！
10. ルール最後の大呪文；バイタルサインは組み合わせ『NEWS2 スコア』

住民の少子高齢化，人口減少（および都市人口集中）．そして，医療・介護者にも押し寄せる高齢化，偏在問題．これらは今や全国どこでもみられる問題ですが，全国でもトップクラスの場所，そこが会津です．「調子が悪くなったら病院に」．確かにそれで良いのかもしれませんが，その頼りの病院・診療所は患者居住地から1時間，夜間であれば対応可能な医療機関はさらに減り，下手したら2時間以上かかることもあります．広域なエリアに点在する住民を守るのは，緊急時に対応する救急隊，医療者だけではありません．予防に優る医療はなく，日々の看護・介護で住民に接する医療・介護者も医療の真の第一線にいることを忘れてはいけません．患者さん，利用者さんを日々の観察し，バイタルサインを測定・記録して，観察や測定・記録をより意味ある数字，言葉にして，何かが起きる予兆を見付ける，仲間に共有できるようにしたいものです．誰もが予期出来ない最期はあります．でも患者さん，利用者さんに接し，彼らが健康であると判断し，「次に会うまで，彼らの命を少しでも保証できる」．そんな地域の番人に，少しでも多くの医療・介護者がなれたら，地域はもっと優しさに包まれると思います．

看護師，介護職，救急隊が今日から取り組める10のバイタルサイン絶対ルールを記します．これらは全て，会津で日々奮闘する看護師，介護職，救急隊が生み出した，最前線の現場経験に基づいています． どれも一見，ありきたりの内容に見えますが，このルールを強度を持って遵守して，どんな時でも，どんな場所でも，どんな人にも実行できることは，別次元の医療を提供しているといって過言ではありません．まさにバイタルサインの測定・記録は「言うは易し，行うは難し (Easier said than done)」です．明日からいつまで使い続けられるか，地域の全員で挑戦し続けましょう．

Tips 1　会津の什の掟（じゅうのおきて）と呼ばれるルール

代表的なものとして「ならぬことはならぬものです」というものが知られていますが，同じ地域に住む6歳から9歳までの藩士の子どもたちは，「什（じゅう）」と呼ばれる10人前後の集まりを作り，常に一緒に遊んだ．年長者が什長（座長）と呼ばれ，什長は，什の仲間に掟の遵守を毎日確認し，反省会を行いました（時に罰則もありました）．武士の中の武士と呼ばれた会津藩士は幼い頃から，こうした厳しい鍛錬の積み重ねで育成されたのかもしれません．

■ 1. バイタルサインの測定順序；まず血圧計を使う！（体温計ではない！！）

症例 1

86歳 奥様想いの寝たきり男性

既往症：パーキンソン病，脳梗塞，高血圧，糖尿病，脂質異常症

バイタルサイン（Vital Signs；以下 VS）：

血圧（Blood Pressure; 以下 BP）100/100mmHg，心拍数（Pulse Rate; 以下 PR）120回/分，呼吸数（Respiratory Rate;以下 RR 22回/分），体温（Body Temperature; 以下 BT）38.0℃

当日の朝からぐったりし，食事も摂らないと患者の妻より連絡を受け，看護師が自宅へ緊急訪問した．平時は呼びかけに二言三言返す患者が，この日は反応に乏しくうなずく程度であった．看護師がいつもの通り体温を測り，続いて患者の状況を把握しようとしていると，さらに意識レベルは落ち，反応がなくなってしまった．看護師はあわててルートを確保し救急搬送した．患者は，急性胆嚢炎に伴う敗血症性ショックであった．

全医療・介護職に共通して言えることですが，バイタルサインと言えば「体温」が皆大好きです．これは「体温」は小さい頃から一番身近なバイタルサインであり，また病院・診療所ではまず「体温」を測定し，息が整ったところで「血圧」「脈拍」測定をするように教育されているからでしょう．

しかしバイタルサインの測定順序は世界的に定められていません．そこで特別な状況でなければ，まず血圧計で「血圧」「脈拍数」を測定し，次に「呼吸数」，「体温」を測定する順序をお勧めします[1)]．

仮に患者さん，利用者さんに発熱があったと仮定して，体温計を使ってその体温を0.1℃刻みで詳細に分かっても，（体温が何℃であろうが）結果的に治療方針に変わりはありません（多くは解熱薬使用）．発熱があるかないかだけであれば，身体を触れば予測できるでしょう．また体温の継時的変化（＝熱型）についても，その診断的意義はマラリアや腸チフスなどの特定の感染症に限られるとも言われています．これに対して，血圧計を使えば，2つのバイタルサインが一度に得られます．ショックであれば，直ぐに対応ができます．多くの場合，地域住民，施設入所者は住み慣れた場所でリラックスして生活しているので，まず血圧計を使うことには問題はありません．

本症例は寝たきりの在宅患者で，そもそも息が整っているはずの状況でした．血圧計でまず「血圧」「脈拍数」を測定することでバイタルの逆転（本書の第2章99ページ参照）を見付けだし，次のアクションをより早急に起こすことができたはずです．ちなみに救急の初療現場では患者の生理学的徴候から患者の生命危機の有無を評価するために，気道（Airway），呼吸（Breathing），循環（Circulation）の順に確認（＝ABCアプローチ）をするが，ここにも体温は入っていません．バイタルサインではまず循環を評価したいです．

■ 2. 正しく「血圧」を測定する；マンシェットのサイズは適切か

症例 2

70 歳 スポーツ観戦好きの独居女性

既往症：2 型糖尿病，高血圧，高尿酸血症，肥満

VS: BP 160/100mmHg，PR 80 回 / 分，RR 16 回 / 分，BT 36.5℃，身長 160cm，体重 110kg (BMI: 43)

　高血圧のために降圧薬が 2 剤処方されていたが，血圧高値持続のため降圧薬の追加がかかりつけ医に検討されていた．これまで M サイズのマンシェットで血圧測定されていたことに気付いた介護職員がこの女性の上腕周囲径を測定したところ 40cm であった．L サイズのマンシェットで測定すると，BP 130/80mmHg と血圧は正常値であった．

　メーカーにより規格は異なりますが, マンシェットにはサイズがあります（S サイズ，M サイズ，L サイズ，LL サイズなど）．厳密にはマンシェット内のゴム嚢の大きさが重要で，適切なゴム嚢の長さは上腕周囲径の 80% 以上，幅は 40% とします [2)]．

　小さいマンシェットで測定すると血圧は高く，大きいマンシェットで測定すると血圧は低く計測されます．肥満患者やサルコペニアの進んだ高齢者には特に注意し，適切なマンシェットを用いて測定しましょう．本症例では，適切な血圧値を測定できたことで，追加処方を避けることができました．

適切なゴム嚢の幅と長さ（上腕）

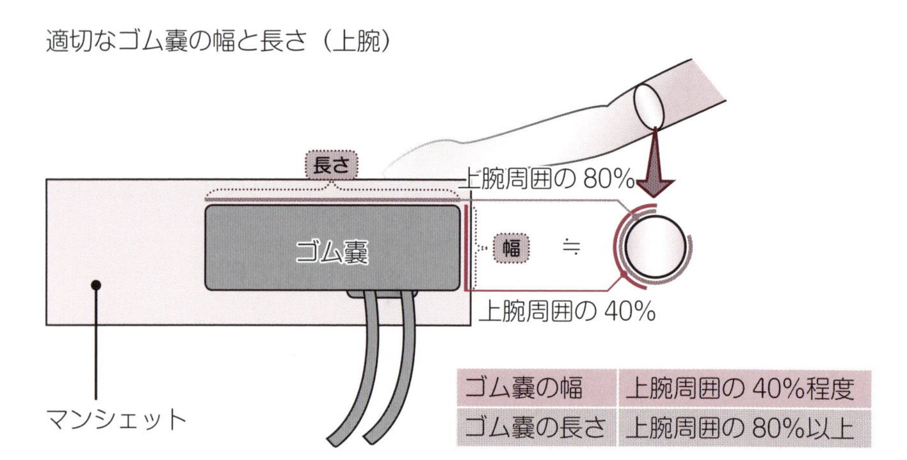

ゴム嚢の幅	上腕周囲の 40%程度
ゴム嚢の長さ	上腕周囲の 80%以上

■ 3. 資源のない場所でこそ Tilt test ！

症例 3

85 歳 鼻ほじりが癖の心配性の男性（在宅医療導入中）
既往症：鼻出血，高血圧，末梢動脈疾患，糖尿病，不眠症
VS：仰臥位：BP 120/80mmHg，PR 90 回 / 分，
座位：BP　90/60mmHg，PR 110 回 / 分，RR 18 回 / 分，BT 36.5℃，SpO_2 98%

いつも鼻に指が伸びてしまい，ワーファリンを飲んでいるせいか，鼻出血をきたすこともしばしば．過去に 3 回，鼻出血が止まらなくなり，このまま死んでしまうのではないかと心配で救急要請したこともある．そう，地域ではちょっとした有名人だ．その日もいつもの通り，指で引っ掻いてしまったのか，鼻出血をきたした．ティッシュで鼻を塞ぐもなかなか止血しないために，心配になり病院へ問い合わせをしたが「いつものことでしょ」という反応でなかなか取り合ってくれない．そこで，在宅看護師に相談をしたところ，看護師が現場へ急行することになった．血圧を測定すると一見正常値であったが，念の為，Tilt test (臥位から座位) を実施するとプレショックであった．このことを医療機関に再度報告し，救急搬送した．搬送先で鼻腔内からの動脈性出血であることが分かった．

ショックが明らかな患者さん，利用者さんには決して実施してはいけないが，出血（吐血や血便），脱水（経口摂取不良や下痢），敗血症などによるプレショック（ショックの手前）を疑う場合は，Tilt test（第2章 症例 2a-6 55ページ参照）を実施すべきです．バイタルを保とうとする本能的な反応なのか，多くの場合調子の悪い人は仰臥位であり，仰臥位でのバイタルサインは正常値であることも少なくありません．病院であれば，バイタルサイン測定後に続いて実施される採血やエコー検査などからプレショックに気付く医療者も多いですが，在宅や施設のようにリソース（資源）のない場所でこそ，Tilt testは輝くのです．

本症例では看護師がTilt testを的確に実施して，仰臥位から座位にすることで収縮期血圧の低下，脈拍数の増加に気付き，適切な救急搬送となりました．実はこの患者さんは，本イベントをきっかけに血液疾患が明らかになり，その血液疾患のために鼻中隔穿孔をきたしており，結果的に動脈から出血をしていました．

■ 4. 脈を触ってリズムがバラバラなら（＝絶対的不整脈），血圧計で「脈拍数」を測るのではなく，聴診器で「心拍数」を測る！

症例 4

82歳 昔は農家をしていた有料老人ホーム入所中の女性
既往症：アルツハイマー型認知症，高血圧，糖尿病，脳梗塞
VS: BP 140/80mmHg，PR 80回/分 (HR 110回/分)，RR 22回/分，BT 36.5℃

看護師がいつもの通りバイタルサインを測定した．橈骨動脈を触れると，脈はバラバラであり，両側下腿に浮腫を認めた．血圧計の脈拍数は80回/分であったが，聴診器で1分間心拍数を測定すると，心拍数は110回/分であった．医師の指示で心電図をとり心房細動であることが判明した．脈を抑える薬や経口抗凝固薬が処方となった．後日，再びこの看護師が測定すると，心拍数は80回/分になり，両側下腿の浮腫はやや改善していた．

心拍数と脈拍数．そもそも医療者にとって貴重な情報は，心拍数（>脈拍数）です．脈拍とは，心拍動によって血液が心臓から駆出される際の血管表面を伝わる脈波であり，通常，血圧計で測定される脈拍数は心拍数と一致しています．医療者は血圧計で簡易に測定できる脈拍数を心拍数と近似して，診療時の臨床判断に用いています．

橈骨動脈を触れて，不整脈を感じた場合は，

1. 散発的な不整脈
2. 規則的な不整脈
3. 不規則的な不整脈

のどれであるかを評価しましょう（下図参照）.

●：正常な心拍出量で脈が触れる
●：心拍出量が足りず，正常の脈が触れない
◌：血液が拍出されず，脈が触れない

分類			代表的な疾患のリズムの一例	その他の疾患の例
リズム整		脈のリズムが一定	正常洞調律	・洞性頻脈 ・洞性徐脈 など
リズム不正	散発的	一次的に脈のリズムが乱れる (sporadic irregular)	洞性不整脈 ・呼吸器の影響により，吸気時に脈が速くなることがある. 上室期外収縮 ・心室以前の早期興奮で，心臓が通常より早く収縮することがある	
	規則的	脈の消失や触知できない脈が規則的に出現する. (regularly irregular)	2度房室ブロック（3：1房室ブロック） ・心室への興奮がブロックされ，脈が規則的に消失 心室期外収縮（三段脈） ・期外収縮が規則的に生じ，正常の脈拍が触知できない.	・二段脈 など
	不規則的	リズムが無秩序となる. 絶対性不整脈 (irregularly irregular)	心房細動（AF） ・心房の無秩序な興奮によって，心室への伝導が不規則になり，リズムも拍出量も不規則となる.	・多源性心房頻拍（MAT）など

脈がてんでんばらばらの時，これを絶対的不整脈といい，脈拍欠損（心拍数≠脈拍数）の可能性を疑わなければいけません（第２章 症例 8a 90 ページ参照）．そして絶対的不整脈であるなら，心拍数を実測しなければいけません．本症例では，発症時期が不明でしたが未診断の頻脈性心房細動のために，軽度心不全をきたしていました．

■ 5. バイタルサイン最重要項目；「呼吸数」を測定せよ！

症例 5

95 歳 元そば打ち名人の男性
既往症：肺気腫，高血圧，認知症
VS: BP 140/80mmHg，PR 90 回 / 分，RR 25 回 / 分，BT 37.0℃，SpO_2 92% (室内気)

いつも日中は居間でテレビを見て過ごす在宅医療を受けている患者さん．ある朝，ベッドから起き上がれず，看護師が緊急訪問した．SpO_2 はいつも通り 92%（室内気）であったが，呼吸数を 60 秒間測定すると 25 回 / 分であった．呼吸音を聞いてみると左下肺野に crackles を聴取した．医師にも診察を依頼し，最終的に細菌性肺炎の診断に抗菌薬治療が開始された．

本ルールは『会津ルール 什の掟（じゅうのおきて）』のなかの最重要項目です．そもそもバイタルサインは生体の恒常性（homeostasis: ホメオスターシス）が揺らいだ場合に変化をきたします．全バイタルサインの中で，唯一，直ぐに変えることができるのは「呼吸数」です．実際，臨床上の様々なスコアリング，例えば敗血症スクリーニングに用いられる qSOFA，院内急変を予測するための種々の early warning score（EWS, 早期警戒スコア）のどのスコアリングにも「呼吸数」は入っています．最も早期に変化をきたし，最も患者予後に寄与するバイタルサインと断言しても過言ではありません．しかし残念ながら，「呼吸数」は簡便に測定出来ないために，ほとんど医療・介護職は測定しないで，言わば最も軽視されてしまっています [3),4)]．

本症例では動脈血酸素飽和度（SpO_2）は正常値でしたが，看護師が呼吸数を測定し，バイタルサインの異常に気付き，結果的に早期治療開始に結びつきました．SpO_2 は，呼吸数が増加していれば正常値（平常値）を維持するため，やはり呼吸数（$>$ SpO_2）の方が重要な情報です．

ちなみに，30 回 / 分以上の明らかな頻呼吸であれば異常に気付きやすいですが，20 ～ 30 回 / 分の頻呼吸時は，経験を積んだ医療者でも気づかないことがしばしばあります．やはり実測してみないと事態は分からないのです．

■ 6. 自分の常識を捨てる；「体温」をみるなら，平熱からの変化を！

症例 6

90歳 プロレス好きの独居男性

既往症：糖尿病，慢性腎臓病，心臓弁膜症，心不全，前立腺肥大により膀胱留置カテーテル挿入中

VS：BP 120/80mmHg，PR 80回/分，RR 22回/分，BT 37.2℃(1回目)，BT 36.8℃(2回目)，SpO_2 98%(室内気)，（平熱は35.5℃）

YouTubeの使い方を覚え，昭和プロレスを見ることが日課の患者さん．ある日，訪問看護師がいつも通りにバイタルサインを測定すると37.2℃の若干の微熱を認めた．本人からは何も訴えはなく「今日はアントニオ猪木＆アンドレ・ザ・ジャイアントvsストロング・マシンズの試合を見るんだ」と理解出来ないことをいつも通り自慢げに話してくれた．気のせいだろうと，もう一度体温測定すると36.8℃だったので問題ないと評価し，その日の訪問看護を終えた．その晩，患者さんは悪寒戦慄（布団を被っても寒くて震えが止まらない状態.菌血症を極めて強く疑う）をきたし医療機関を受診することになった．カテーテル関連尿路感染症（腎盂腎炎）の診断に入院加療となった．

体温は生理的・外的要因により変動します（下図）．腋窩以外にも，口腔内，耳，直腸など様々な測定部位が知られていますが，私たちは安全面・アクセス面から，腋窩での体温測定を「選択」しているのです．ただ実はこの腋窩体温．周囲の温度や，皮膚の発汗・乾燥，（腋の）測定部位の影響を受けるため，「正確ではない」と医学的に考えられています．「正確な」体温を測定するためには，食道や直腸での測定が知られています．しかし当然，進んで測定したいという人は少ないはずです．そこで重要なのが，いつもと同じ条件で測定すること，そして平時との差に着目することです．

変動要因		体温	備考
時間帯	午後～夜間	⬆	午後～夜間（午後3時～8時頃）に高い．
	早朝	⬇	早朝（午前2時～6時頃）に低い． 早朝に腋窩温で37℃以上，または日内変動が1℃である場合は，発熱の可能性も視野にいれる．
季節	夏	⬆	自然の気候に生体が順応する気候順化により，暑い時期は高体温に，寒い時期は低体温になる．
	冬		
行動	運動時	⬆	運動時の骨格筋収縮，食後の消化吸収，精神的興奮時のアドレナリン分泌などによって代謝が亢進し，体温が上昇する．
	食後		
	精神的興奮時		
	飢餓時	⬇	低栄養時には代謝が低下し，体温が低下する．
性別	女性	⬆	女性の場合，黄体期や経口避妊薬内服中はプロゲステロン値の上昇により体温が0.5℃程度上昇する．また，分娩後24時間～3日程度は，体温の上昇がみられる．
年齢	小児	⬆	小児は成人よりも体温が高く，新生児・乳幼児では37℃以上を示すことが多い．また，体温調節機能が未発達のため変動もしやすい．
	高齢者	⬇	高齢者は基礎代謝の低下，体温調節機能の低下などにより，成人よりも体温が低い

本症例のバイタルサイン測定は，いつもと同じ，時間（午前10時），測定部位（左腋窩），測定場所（居間）でありました．「起床後の体温は35.3℃前後！」と日野原重明先生はおっしゃっていますが（第1章29ページ参照），この方の平熱も35.5℃であり，体温が37.2℃であろうと36.8℃であろうと立派な発熱と評価していれば，より早期治療に繋がった可能性があります．

Tips 2　患者さんの内服薬の作用を知ろう（β遮断薬）

心不全に対してβ遮断薬を内服している患者さんは要注意です．β遮断薬は心拍数，心収縮力を低下させて（＝心臓の仕事量を低下），心臓を保護する薬剤であるため，非内服下では頻脈になるような場面でも，内服下では頻脈にならず脈拍数が正常値内であることもたびたび経験します．薬剤によるバイタルサインの修飾には気を付けなければなりません．

Tips 3　診断（評価）エラーに気をつけよう

本症例では，もう1点，診断（評価）エラーについても触れさせて下さい．1回目に体温を測定した際は37.2℃でしたが，問題ないであろう（という思いのもとに）再度体温を測定したところ，36.8℃と体温が低下していました．看護師は，（この患者は問題ないであろうという）自分の推論を後押しする2回目の体温を記録してしまいました．この「自分の思い込みや願望を強化する情報に注目し，そうではない情報は軽視してしまう傾向」を確証バイアス(Confirmation bias)といい，私たちが間違った方向に導かれる認知バイアスの一種として知られています[5), 6)]．

ここまで触れてきた，血圧，脈拍，呼吸，体温の４つを一般的に古典的バイタルサインと呼びます．これに加えて，意識，全体的な見た目（General Appearance），SpO_2，頸静脈圧，尿量，体重，疼痛などは，第５，第６のバイタルサインとも提唱されており，古典的バイタルサインと同様に患者の状態把握に有用なサインです．第５，第６のバイタルサインの中でも医療職・介護職に身近でそれでいて重要な項目を挙げます．

■ 7. 人（患者さん）は「見た目」が大切！

症例７

97歳 インパール作戦から本国帰還を果たした男性（施設入所中）

既往症：高血圧，慢性腰痛

VS: BP 140/80mmHg，PR 80回/分，RR 18回/分，BT 36.8℃

何匹も自宅で猫を飼っていた超高齢男性．食事の準備ができず，独居生活継続困難となったため施設に入所した．ある日，施設へ訪れた看護師が本人を評価すると，いつもと比べ，どことなく元気がない印象を受けた．食事は毎食完食することの多かった男性であったが，この日の朝食，昼食は７割と食事摂取が進んでいなかった．しかしバイタルサインは変わりなく(強いていえば平熱が36.5℃であったので，いつもより少しだけ体温が高い)，そのほかにも気になる所見はなかった.「大丈夫だと思うが，どこか様子・雰囲気がいつもと違うので何かあれば連絡をください」と施設職員に伝え施設を後にした．その晩，38℃の発熱をきたしていると看護師は連絡を受けた．病院に連れて行くと，男性は最終的にインフルエンザの診断であった．

下記の写真を見て，どちらが病的と思いますか.

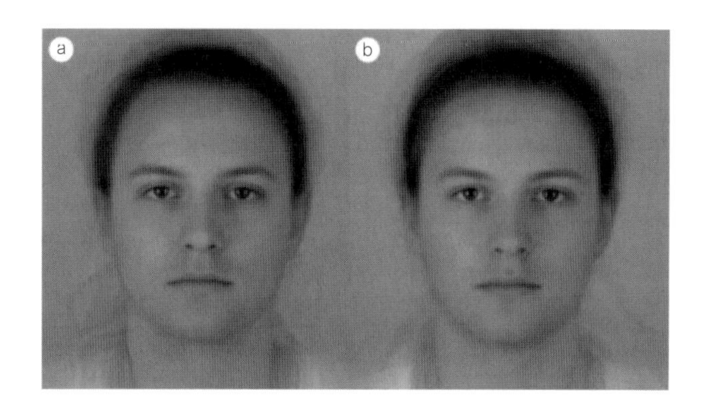

答は (a) です．これは スウェーデン（ストックホルム）での研究ですが, (a) の方は大腸菌を，(b) の方は生理食塩水を体内に注射し，２時間後に撮影した写真です．なかなか言語化するのは難しいですが，(a) の方は眼の周囲が暗くかつ窪んでいる，眼力が弱い，口唇や頬の色調が悪いなどと表現できるでしょうか.

医療者の“gut feeling”（第六感）が時に有用であるということは医学的に知られていますが，実は医療者，非医療者に関わらず，そもそも人には何かを感じとる力が備わっています．先のスウェーデンの研究結果では，欧米人だけでなく，アジアや中南米の人々，はたまた狩猟民族・部族にも，同質問を行ったところ，多くの人が正解に至っています．“gut feeling”（第六感）は医療者だけでなく，文化を超えて様々な人に備わっているのですね.

本症例では，看護師が診た際には食事摂取量低下，微熱のみ認めるが原因は不明瞭でした．しかし，仲間，施設職員に，看護師の“gut feeling”（第六感）を伝えることで早期対応に繋がりました．高齢者は，既往症や認知機能から意思疎通が難しいことも多く，日々の診療・看護に「見た目」は思った以上に有用な道具です [7), 8), 9)].

■ 8.「意識（レベル）！」を意識せよ.

症例 8

85 歳 もと農家．笑顔がすてきな独居女性

既往症：2 型糖尿病，高血圧，両側変形性膝関節症，認知症

VS: BP 170/80mmHg，PR 85 回 / 分，RR 16 回 / 分，BT 37.2℃，JCS Ⅰ-1，GCS E4V5M6，（平時）BP 150/70mmHg，JCS Ⅰ-1，GCS E4V5M6

月に 1 回の訪問看護を利用している患者さん．訪問看護に合わせて，娘が市内から実家に帰ってきてくれることを楽しみにしている．ある日，看護師が自宅に伺うと，娘さんが「いつもと変わりはないと思うのですが，なんかボーッとしているような気もするんです.」と話をしてくれた．看護師が身体を看てみたが神経系も含めて明らかな問題はない．血糖値を測定したが，血糖値は 80mg/dL であった．看護師は悩んだが，いつもより収縮期血圧が 20mmHg ほど高く，軽度体温上昇もあり，担当医に相談し，病院を受診させた． 結果，急性期「脳梗塞」が見つかり内服治療が開始された．

まず，表を見ながらで良いので『JCS』『GCS』で意識レベルを評価できるようにしましょう．

Japan Coma Scale（JCS）

Ⅰ刺激しなくても覚醒している状態	
1	だいたい清明だが，いまひとつはっきりしない
2	時・人・場所がわからない（失見当識）
3	自分の名前，生年月日が言えない
Ⅱ刺激をすると覚醒する状態	
10	普通の呼びかけで容易に開眼する
20	大きな声，または体をゆさぶることにより開眼する
30	痛み刺激を加えつつ呼びかけを繰り返すと，辛うじて開眼する
Ⅲ刺激しても覚醒しない状態	
100	痛み刺激に払いのける動作をする
200	痛み刺激に少し手・足を動かしたり，顔をしかめる
300	痛み刺激にまったく反応しない

注 1）意識清明は "0" とする

注 2）R：不穏があれば，たとえば 30-R と表す．

I：糞尿失禁があれば，たとえば 3-I と表す．

A：無言無動症があれば，たとえば 3-A と表す．

Grasgow Coma Scale（GCS）

診察項目	反応	スコア
開眼（E）(eye opening)	自発的に可能	E4
	呼びかけに応じて	E3
	痛みに対して	E2
	開眼しない	E1
言語反応（V）(best verval response)	見当識が正常	V5
	混乱した会話	V4
	不適当な言葉	V3
	理解できない声	V2
	声が出ない	V1
運動反応（M）(best motor response)	命令に従う	M6
	痛み刺激部位に手足をもってくる	M5
	痛み刺激部位から手足を逃避する	M4
	四肢異常屈曲	M3
	四肢伸展	M2
	全く動かさない	M1

意識レベルに何も問題がない場合（つまり読者の皆さま!?），JCSではJCS Ⅰ-0と評価されますが，認知症の高齢者であれば，平時からJCS Ⅰ-1，JCS Ⅰ-2という方も非常に多いかと思います．まずは日々の看護，介護の中で患者さんの意識を評価しましょう．

意識レベルが平時と違う場合（＝意識障害），医師は下記のような鑑別を念頭に精査を進めます．地域で医療に従事する医療職，介護職の皆さんは，意識障害を認めた場合，バイタルサインに加えて，「血糖」だけで良いので，測定する習慣を身につけましょう．低血糖はブドウ糖を舐めるだけで改善しますから．

意識障害の鑑別：AIUEO Tips

A	Alcohol	急性中毒，離脱症状，Wernicke脳症（ビタミンB1欠乏症）
I	Insulin	低血糖，糖尿病性ケトアシドーシス，非ケトン性高浸透圧性昏睡
U	Uremia	尿毒症
E	Electrolytes	電解質異常（Na, K, Ca, Mg）
	Encephalopathy	肝性脳症，高血圧性脳症
	Endocrinopathy	内分泌疾患（下垂体，甲状腺，副甲状腺，副腎）
O	Overdose	薬物中毒
	Oxygen	低酸素血症，CO_2ナルコーシス，一酸化炭素中毒
T	Trauma	頭部外傷（脳震盪，硬膜下・硬膜外出血）
	Tumor	脳腫瘍
	Temperature	低体温・高体温（熱中症，悪性症候群）
I	Infection	敗血症，脳炎，髄膜炎，呼吸器感染症，尿路感染症など
P	Psychiatric	精神疾患（ヒステリー，統合失調症など）
	Porphyria	ポルフィリア
S	Seizure	けいれん
	Sroke，SAH	脳血管障害（脳梗塞，脳出血，くも膜下出血）
	Shock	ショック

本症例では患者家族が「いつもと違う」という感覚を看護師に共有し，それを看護師が受け取ったことで早期診断に結び付きました．JCSやGCSの客観的評価では同じでも，意識レベルが平時と違うという場合には，必ず何か原因があります．筆者も患者家族の「いつもと違う」という言葉には何度も助けられています．

■ 9.「体重」は貴重な情報！多職種で共有し合おう！

症例 9

88歳 麦わら帽子が最高に似合う，日に焼けたお爺様

既往症：心臓粘液腫術後，心臓弁膜症，慢性心不全，肺炎，偽痛風

VS: BP 160/100mmHg，PR 80 回 / 分，RR 16 回 / 分，BT 36.5℃

心臓血管外科といえば誰もが知るS○記念病院の故S先生に，50年程前に会津で心臓粘液腫の手術をしてもらったことのある元農家のお爺さん. 肺炎を繰り返してしまい，その都度の入院加療のためにADLが低下して寝たきりとなり，農家は引退. 在宅医療とショートステイが開始された. 初回訪問時，看護師が看ると両側下腿に浮腫（slow pitting edema）を認めた. さらに詳しく評価すると心尖部で収縮期雑音を，両側下肺野で呼吸音減弱を認めた. 医師に診察，検査（採血，心エコー）を依頼したところ，結果的に慢性心不全が疑われ利尿薬が開始された.

看護師は，医師だけでなく，ショートステイ先の職員と連絡を取り合い，体重測定値を共有し，これをもとに利尿薬の用量調整が行われた. 心不全の改善とともに血圧値も改善され，降圧薬も減薬することができた. 3か後には，寝たきりであった患者さんは起き上がることが可能になった.

在宅でも施設でも，今回のように浮腫を認める患者さんは多いのではないでしょうか．浮腫には様々な原因がありますが，原因を取り除くと，実は劇的にADLが改善します．在宅（地域）で看ることの多い浮腫の１つに心不全があります．病院での心不全管理はIn-Outバランスをみるために，飲水制限・食事飲水量確認，尿量測定や輸液管理までなんだか厄介なイメージがありますが，とにもかくにも，身体のIn-Outバランスの結果が「体重」です．この体重をメルクマールに治療をすると病状の改善を得られるだけでなく，悪化を知る鍵にもなります．デイサービスや老人ホームなどで月に１回ほどは測定していることの多い体重．多職種で共有して，患者さんの健康を守りましょう．

因みに本症例の患者さんは，今は元気にシニアカーに乗り，畑仕事を継いだ孫の様子を見に，現役時代のトレードマークであった麦わら帽子を被って，毎日外出しているようです．寿命は伸ばせなくとも，健康寿命を伸ばすことの大切さ，在宅でもADLは十分に改善されることを学びました．

Tips 4　両側下腿浮腫を評価しよう

浮腫には，圧迫により圧痕を残す，圧痕性浮腫 (pitting edema) と，圧痕を残さない非圧痕性浮腫（non-pitting edema）があります．このうち，圧痕性浮腫 (pitting edema) は圧痕の回復時間により fast pitting edema と slow pitting edema に分けられ，鑑別疾患を考える上で助けなります．

圧痕性浮腫 (pitting edema);

脛骨前面を５～10秒程圧迫し解除する．このうち圧痕が残る浮腫．

① fast pitting edema; 40秒以内に圧痕が戻るもの
　[原因] 低アルブミン血症（低栄養，肝硬変，ネフローゼ症候群）

② slow pitting edema; 40秒経っても圧痕が残っているもの
　[原因] 心不全など

非圧痕性浮腫（non-pitting edema）;

脛骨前面を5-10秒程圧迫し解除する．このうち圧痕ができない浮腫．
[原因] 甲状腺機能低下症，脂肪性浮腫など

※ 片側下腿浮腫であれば，深部静脈血栓症や，蜂窩織炎，リンパ浮腫などを疑う．

■ 10. ルール最後の大呪文；バイタルサインは組み合わせ『NEWS 2 スコア』

バイタルサインは個々に独立した数字ではありません. 肺炎を例に挙げれば, 発症間もなくは呼吸数増加を認めますが, 疾患の進行とともに SpO_2 低下や体温上昇を認め, さらに重症化すれば意識レベルは低下し, 血圧も低下, 脈拍数は増加します. このようにバイタルサインは連動します.

連動するバイタルサインの組み合わせに着目して患者さんを守る, それが「NEWS 2 スコア（National Early Warning Score)」です. 2012 年に英国の国民保健サービス（NHS）が院内急変を防ぐために国内に NEWS スコアを導入し（今では NEWS 2 スコアに改変されています), 英国看護師はスコア計算をできることが必須となっています[10].

なんだか物騒, 難解そうですが, スコア計算は難しくはありません. 血圧, 脈拍数, 体温, 呼吸数, SpO_2, 意識レベルをいつも通り測定し, その測定値がそれぞれ何点かを下記チャートに従って確認し合算するだけです. 0 点から 20 点までの合計点数によって, 患者さんの臨床的リスク・重症度を層別化し, 次の行動に繋げようというものです（具体的には, 頻回のバイタルサイン測定や, 看護師→医師への報告・相談などになります). では症例 10 で実践してみましょう.

NEWS2 スコア（National Early Warning Score)

パラメーター	3	2	1	0	1	2	3
呼吸数（回 / 分）	≦ 8		9-11	12-20		21-24	≧ 25
SpO_2 Scale 1(%)	≦ 91	92-93	94-95	≧ 96			
SpO_2 Scale 2(%)	≦ 83	84-85	86-87	88-92 ≧ 93 (酸素なしで)	93-94 (酸素ありで)	95-96 (酸素ありで)	≧ 97 (酸素ありで)
酸素使用		あり		なし			
収縮期圧（mmHg)	≦ 90	91-100	101-110	111-219			≧ 220
脈拍数（回数 / 分）	≦ 40		41-50	51-90	91-110	111-130	≧ 131
意識レベル				クリア			CVPU
体温（℃)	≧ 35.0		35.1-36.0	36.1-38.0	38.1-39.0	≧ 39.1	

* SpO_2 scale 2 は COPD などの高二酸化炭素血症性呼吸不全時に使用

** C: new Confusion 新しく出現した混迷
V: Voice 呼びかけに反応
P: Pain 痛み刺激に反応
U: Unresponsive 反応なし

症例 10

86歳 陽の当たるお茶の間から外を眺めるのが好きな独居女性
既往症：心房細動，慢性心不全，高血圧，糖尿病
VS: BP 90/70mmHg（平時 BP 100/70mmHg），HR 80回/分，RR 22回/分，BT 36.5℃，SpO_2 94%(室内気)，JCS Ⅱ-10, GCS E3V3M6

重症心不全で入院加療歴があり，退院を契機に在宅医療が導入となった元農家の独居女性．今では平地を少し歩行するだけで息が切れてしまうため日中の多くの時間を居間で過ごしている．ある朝，いつものようにお隣さんがお茶飲みをしようと患者宅に行き，玄関で名前を呼んだが返事がなかった．新聞紙を回収していない患者宅の異様な雰囲気を感じ取り，屋内に入ってみると患者は居間にはおらず，布団で横になっており，受け答えができない状況であった．連絡を受けた訪問看護師が患者宅に行き，バイタルサインを評価した．古典的バイタルサイン（血圧，脈拍，呼吸，体温）はいつもと比べ，わずかに収縮期血圧の低下，呼吸数の増加を認める程度であった．しかし，明らかな意識障害があり，患者の手が汗ばんでいること(＝冷汗)，頸静脈が張っている（＝頸静脈怒張，本書75ページ 参照）ことに気付いた．デキスターで血糖を測定し（＝会津ルール10：“什の掟(じゅうのおきて)”の第8ルール「意識（レベル)」！を意識せよ.），血糖値に問題ないことを確認しつつ，比較的血圧は保たれているがショックの可能性もあると判断し，静脈用ルートを確保した．NEWS2スコアは9点と高度であり，救急搬送とした．搬送先の病院での精査により心筋梗塞であったことが判明した．

NEWS2スコアでは合計スコアに応じて，臨床的リスクが分類されています．

各合計スコアおよび臨床的リスクに応じた行動内容は各地域・医療状況で再考すべきですが，一般的には7点以上であれば臨床的リスクは高度となり緊急対応となります．6点以下，特に5点〜6点の場合や単独で3点の項目がある場合は，担当する医師と相談し対応を決めるのが良いでしょう．

本症例では個々の古典的バイタルサインの評価はギョっとするような異常値はありませんでしたが，以下の通りNEWS2スコアは9点であり，早急な対応を実施し，早期診断・治療に至りました．

本症例のNEWS 2スコア

呼吸数	2点
SpO_2	1点
酸素使用	0点
収縮期血圧	3点
脈拍数	0点
意識レベル	3点
体温	0点
合計	**9点**

Tips 5　ショック＝主要臓器障害の主な症候―皮膚・顔面

本書Introduction 1 (3ページ参照) では，ショックによる主要臓器障害として，脳，腎臓，心血管の血流障害による各症状を紹介しています．ショックがある場合，皮膚や顔面では顔色不良や顔面蒼白，本症例でみられた冷汗などを認めます．

ここが大事

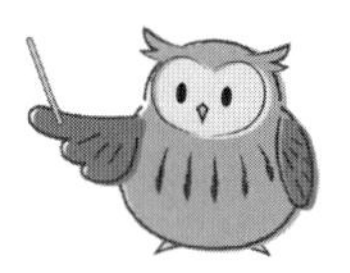

2つの変えられるもの

・改めてバイタルサインの魅力をいえば，（General Appearance「見た目」を除いて）客観的な数値で表されるということに尽きます．客観的な数値であるなら，経験年数や職種は関係ありません．明日から誰もが何処でも測定できます．
　あとはやるかやらないかです．

・そして，いかに職種や組織を超えて，互いに学び，教え合い，患者さんの健康を，広く言えば地域，社会の健康を守り，健康を増進することができるかです．

　本書をきっかけに皆さんが1歩を踏み出すことで，患者さんの未来，地域や社会の未来もさらに明るくなるかもしれません．

「変えられるものが二つある．それは自分と未来だ」

野口英世（猪苗代町（会津地域）出身）

さらに学びたい人のための参考文献

■ 第１章　聞き書き「日野原重明先生，バイタルサインを語る」

1) Tokuda Y, Miyasato H, Stein GH, Kishaba T. The degree of chills for risk of bacteremia in acute febrile illness. American Journal of Medicine. 2005; 118(12): 1417. 【本書 P29】
2) Tokuda Y, Miyasato H, Stein GH. A simple prediction algorithm for bacteremia in patients with acute febrile illness. Quarterly Journal of Medicine. 2005;98(11): 813-20. 【本書 P29】
3) Guyton AC, Hall, JE. Textbook of Medical Physiology, 11th ed. Saunders, 2005. 【本書 P39】

■ 第２章　ショックバイタル

1) Cohn SM, Nathens AB, Moore FA, et al. Tissue oxygen saturation predicts the development of organ dysfunction during traumatic shock resuscitation. J Trauma. 2007; 62(1): 44-54. 【本書 P47】
2) McGee S, Abernethy WB.3rd, Simel DL. The rational clinical examination. Is this patient hypovolemic? JAMA. 1999; 281(11): 1022-1029. 【本書 P54】
3) Tang ML, Osborne N, Allen K. Epidemiology of anaphylaxis. Curr Opin Allergy Clin Immunol. 2009; 9(4): 351-356. 【本書 P63】
4) Jacobi J. Pathophysiology of sepsis. Am J Health Syst Pharm. 2002; 59 Suppl 1: S3-8. 【本書 P68】
5) Tokuda Y, Miyasato H, Stein GH, Kishaba T. The degree of chills for risk of bacteremia in acute febrile illness. Am J Med. 2005; 118(12): 1417. 【本書 P70】
6) Geerlings SE, Hoepelman AI. Immune dysfunction in patients with diabetes mellitus (DM). FEMS Immunol Med Microbiol. 1999; 26(3-4): 259-265. 【本書 P72】
7) Roy CL, Minor MA, Brookhart MA, Choudhry NK. Does this patient with a pericardial effusion have cardiac tamponade? JAMA. 2007; 297(16): 1810-1818. 【本書 P75】

8) Hernandez C, Shuler K, Hannan H, Sonyika C, Likourezos A, Marshall J. C.A.U.S.E.: Cardiac arrest ultra-sound exam--a better approach to managing patients in primary non-arrhythmogenic cardiac arrest. Resuscitation. 2008; 76(2) : 198-206. 【本書 P82】
9) Hoffman, R.P. Sympathetic mechanisms of hypoglycemic counterregulation. Curr Diabetes Rev. 2007; 3(3): 185-193. 【本書 P85】
10) Tanaka M, Miyazaki Y, Ishikawa S, Matsuyama, K. Alcoholic ketoacidosis associated with multiple complications: report of 3 cases. Intern Med. 2004; 43(10): 955-959. 【本書 P87】
11) Chen L, Reisner AT, McKenna TM, Gribok A, Reifman J. Diagnosis of hemorrhage in a prehospital trauma population using linear and nonlinear multiparameter analysis of vital signs. Conf Proc IEEE Eng Med Biol Soc. 2007; 3748-3751. 【本書 P89】
12) Essop MR, Nkomo VT. Rheumatic and nonrheumatic valvular heart disease: epidemiology, management, and prevention in Africa. Circulation. 2005; 112(23): 3584-3591. 【本書 P92】
13) Dalan R, Leow MK. Cardiovascular collapse associated with beta blockade in thyroid storm. Exp Clin Endocrinol Diabetes. 2007; 115(6): 392-396. 【本書 P95】
14) Kucik CJ, Martin GL, Sortor BV. Common intestinal parasites. Am Fam Physician. 2004; 69(5): 1161-1168. 【本書 P97】
15) Zaha O, Hirata T, Kinjo F, Saito A. Strongyloidiasis—progress in diagnosis and treatment. Intern Med. 2000; 39(9): 695-700. 【本書 P97】

■ 第3章 バイタル & ビヨンド

1) Schneider JI. Rapid infectious killers. Emerg Med Clin North Am. 2004; 22(4): 1099-1115. 【本書 P105】
2) Wagenlehner FM, Weidner W, Naber KG. Optimal management of urosepsis from the urological perspective. Int J Antimicrob Agents. 2007; 30(5): 390-397. 【本書 P108】
3) Kitabchi AE, Nyenwe EA. Hyperglycemic crises in diabetes mellitus: diabetic ketoacidosis and hyperglycemic hyperosmolar

state. Endocrinol Metab Clin North Am. 2006; 35(4): 725-51, viii. 【本書 P110】

4) Messa P, Mioni G, Maio GD, et al. Derangement of acid-base balance in uremia and under hemodialysis. J Nephrol. 2001;14 , Suppl 4:S12-21. 【本書 P113】
5) Brack T, Thuer I, Clarenbach CF, et al. Daytime Cheyne-Stokes respiration in ambulatory patients with severe congestive heart failure is associated with increased mortality. Chest. 2007; 132(5): 1463-1471. 【本書 P117】
6) Silen W, Cope Z. Cope's early diagnosis of the acute abdomen. 22nd ed, New York: Oxford University Press, 2010. 【本書 P119】
7) Ikeda M, Matsunaga T, Irabu N, Yoshida S. Using vital signs to diagnose impaired consciousness: cross sectional observational study. BMJ. 2002; 325(7368): 800. 【本書 P124】
8) Stein DM, O'Toole R, Scalea TM. Multidisciplinary approach for patients with pelvic fractures and hemodynamic instability. Scand J Surg. 2007; 96(4): 272-280. 【本書 P129】

■ 第４章　バイタルサイン相談室

1) Kaufman MA, Duke GJ, McGain F, French C, Aboltins C .et al. Life-threatening respiratory failure from H1N1 influenza (human swine influenza) Medical Journal of Australia. 2009; 191(3): 154-156. 【本書 P144】
2) Merboth MK, Barnason S. Managing pain: the fifth vital sign. Nursing Clinics North America. 2000; 35(2): 375-383. 【本書 P147】
3) Manterola C, Astudillo P, Losada H, Pineda V, Sanhueza A, Vial M. Analgesia in patients with acute abdominal pain. Cochrane Database Systematic Review. 2007 ; 18(3) CD005660. 【本書P148】

■ 第５章　バイタルサインを地域医療に活かす　会津ルール １０：“什の掟”

1) Bates' Guide To Physical Examination and History Taking. 13th edition , Wolters Kluwer 2020. 【本書 P158】

2) Ishigami J, Charleston J, Miller ER, Matsushita K, Appel LJ, Brady TM. Effects of Cuff Size on the Accuracy of Blood Pressure Readings: The Cuff(SZ) Randomized Crossover Trial. JAMA Intern Med. 2023;183(10):1061-1068. 【本書 P159】
3) Cretikos MA, Bellomo R, Hillman K, Chen J, Finfer S, Flabouris A. Respiratory rate: the neglected vital sign. Med J Aust. 2008 Jun 2;188(11):657-9. 【本書 P165】
4) Elliott M, Baird J. Pulse oximetry and the enduring neglect of respiratory rate assessment: a commentary on patient surveillance. Br J Nurs. 2019 Oct 24;28(19):1256-1259. 【本書 P165】
5) Yu L, Delgado J, De Mezerville R. Thermal mapping: Assessing the optimal sites for temperature measurement in the human body and emerging technologies. Physiol Rep. 2024 Jul;12(14):e16155. 【本書 P169】
6) Mackowiak PA. The 'Body Temperature' Myth. Am J Med. 2023 Mar;136(3):221. 【本書 P169】
7) Arshamian A, Sundelin T, Wnuk E, O'Meara C, Burenhult N, Rodriguez GG, Lekander M, Olsson MJ, Lasselin J, Axelsson J, Majid A. Human sickness detection is not dependent on cultural experience. Proc Biol Sci. 2021 Jul 14;288(1954):20210922. 【本書 P172】
8) Oliva-Fanlo B, March S, Gadea-Ruiz C, Stolper E, Esteva M; CORap group. Prospective Observational Study on the Prevalence and Diagnostic Value of General Practitioners' Gut Feelings for Cancer and Serious Diseases. J Gen Intern Med. 2022 Nov;37(15):3823-3831. 【本書 P172】
9) Van den Bruel A, Thompson M, Buntinx F, Mant D. Clinicians' gut feeling about serious infections in children: observational study. BMJ. 2012 Sep 25;345:e6144. 【本書 P172】
10) Royal College of Physicians. National Early Warning Score (NEWS) 2. Available: https://www.rcplondon.ac.uk/projects/outputs/national-early-warning-score-news-2 【本書 P178】

索引

お

か

き

け

こ

し

す

せ

そ

た

ち

て

と

に

の

は

ひ

ふ

へ

ま

み

め

「ジェネラリストマスターズ」シリーズ ③
バイタルサインでここまでわかる！ 第2版

2024年 11月25日 第2版第1刷

著 者 徳田 安春
鎌田 一宏
発行人 尾島 茂
発行所 株式会社 カイ書林
〒330-0033 埼玉県さいたま市見沼区御蔵1444-1
電話 048-797-8782 FAX 048-797-8942
Eメール generalist@kai-shorin.co.jp
HPアドレス http://kai-shorin.co.jp
ISBN 978-4-904865-73-6 C3047
定価は裏表紙に表示
印刷製本 モリモト印刷株式会社